77 einfache Fett-weg-Tipps

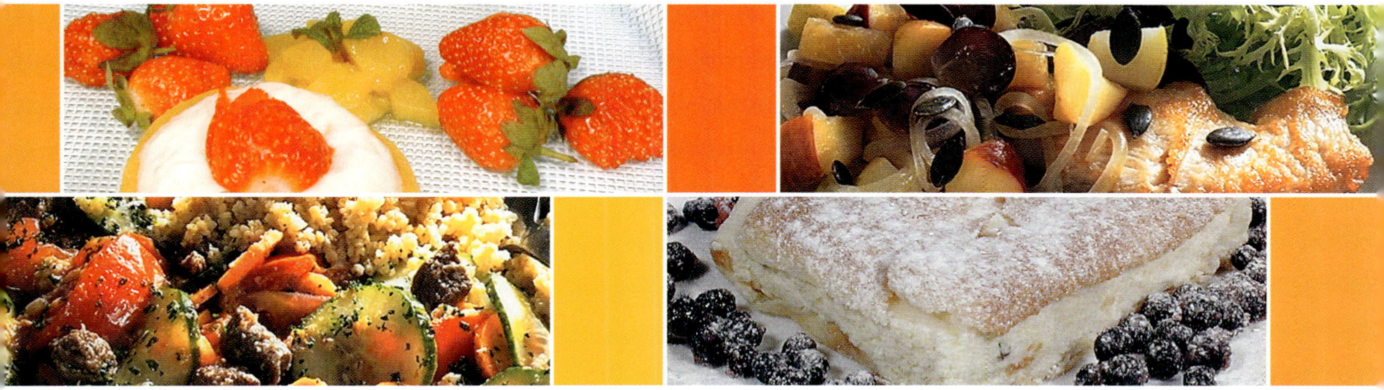

- mühelos schlank bleiben
- Fett-Spar-Tipps für alle Lebenslagen
- Nährwert-berechnete leichte Rezepte

ISBN 3-902191-31-7

Autoren: Univ.-Doz. Mag. Dr. Ingrid Kiefer
Brigitte Charwat
Univ.-Prof. Dr. med. Michael Kunze

Layout, Fotosatz, technische Bearbeitung: Kneipp-Verlag

Druck: Theiss GmbH, A-9431 St. Stefan

1. Auflage

Leoben, Juni 2003

Einleitung

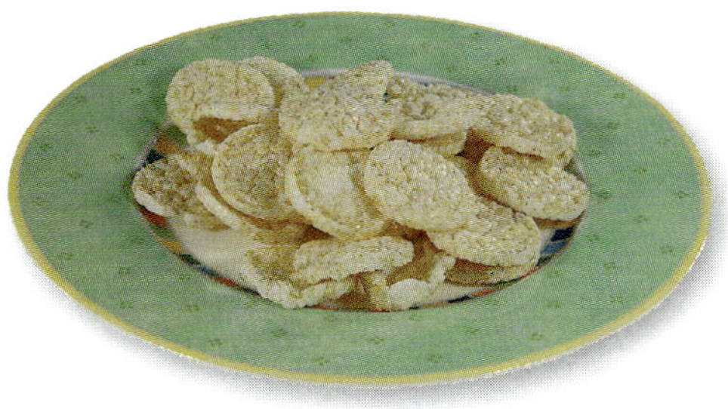

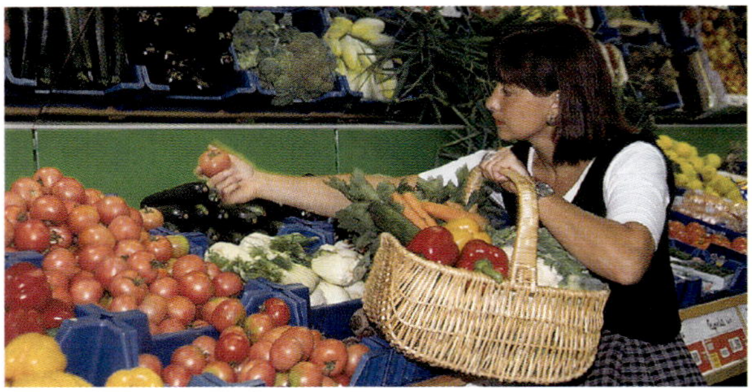

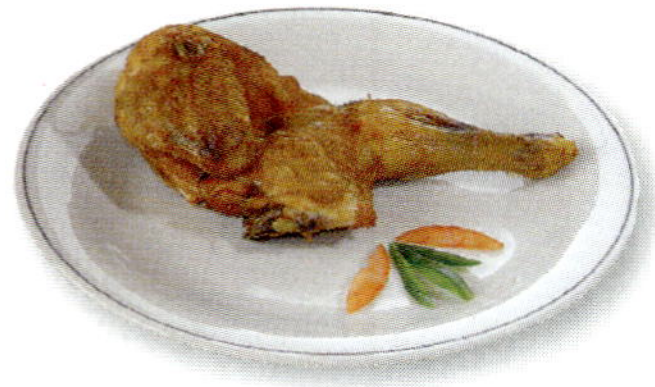

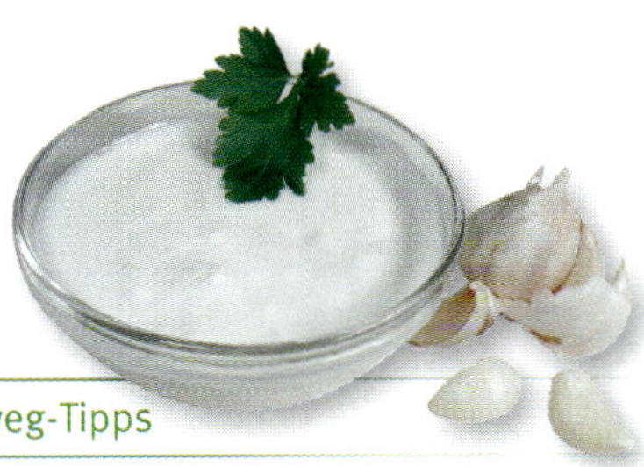

Rezepte

Wenn nichts anderes angegeben ist,
sind die Rezepte jeweils für 4 Personen.

Abkürzungen:

kcal = Kalorien	kJ = Joule
EW = Eiweiß	KH = Kohlenhydrate
g = Gramm	l = Liter
EL = Esslöffel	KL = Kaffeelöffel
TL = Teelöffel	
< = kleiner	> = größer
F. i. T. = Fett in der Trockenmasse	

Einleitung

Es gibt mittlerweile unzählige Empfehlungen, Gebote und Verbote, an die man sich halten sollte, um das Körpergewicht zu reduzieren oder auch zu halten. Viele davon sind wirklich sehr schwer durchzuführen, geschweige denn durchzuhalten. Immer wieder fällt man auf Versprechungen herein. Es gibt auch viele Diäten, die letztlich nur dazu führen, dass man nach Ende sofort wieder zunimmt – meist sogar mehr, als man abgenommen hat. Dieser Jo-Jo-Effekt verschlimmert die Situation dann noch.

Will man langfristig sein Gewicht halten oder auch abnehmen, braucht man keine Diät, keine strengen Essenspläne, auch keine bestimmten Ernährungsdogmen, die beispielsweise verbieten, dass man bestimmte Nährstoffe oder auch Lebensmittel gemeinsam isst. Will man figurbewusst leben, bedarf es einer langfristigen Änderung der eigenen Essens- und Bewegungsgewohnheiten.

Um effiziente Tipps geben zu können, muss man sich vorerst mit der Entstehung von lästigen Fettpölsterchen beschäftigen. Übergewicht hat ja viele Ursachen: Neben der Vererbung gibt es auch viele psychologische Gründe, Störungen im Essverhalten, andere Grundkrankheiten, Bewegungsarmut und vor allem das falsche Essverhalten. Und genau hier wollen wir Ihnen helfen. Wird zu viel an Energie, hauptsächlich durch zu viel Fett und auch Zucker aufgenommen, werden überschüssige Kalorien in Körperfett umgewandelt und gespeichert.

In diesem Buch finden Sie insgesamt 127 Tipps, die Ihnen in ein schlankes Leben helfen.

Jeder Tipp ist ganz einfach. Sie finden keine »Diätsensationen« oder »Wundermittelchen« Die 77 Fett-weg-Tipps finden Sie durchnummeriert in Grün, die Verhaltens-Tipps in Orange.

! Fett-weg-Tipp Nr. 1

Tauschen Sie Lebensmittel, Getränke

N

! Verhaltens-Tipp Nr. 1

Essen sollte in Ruhe und ohne Nebentätigkeiten erfolgen!

Wenn Sie nur einige von den angeführten Tipps annehmen und in Ihren Alltag fix integrieren, werden Sie einen sichtbaren Erfolg haben. Probieren Sie ganz einfach aus, was für Sie machbar ist. Beginnen Sie mit den Änderungen, die für Sie am leichtesten sind und bauen Sie Schritt für Schritt den nächsten Tipp in Ihre Lebensweise ein. Sie werden sehen, wie leicht es sein kann, das Essverhalten positiv zu verändern, z. B. durch bewussten Einkauf, durch die richtige Auswahl von Speisen im Restaurant oder auch nur durch kleine Änderungen bei der Zubereitung von Speisen. Die Summe der Kleinigkeiten aber bringt dann den Erfolg!

Natürlich sollten Sie auch Ihr Bewegungsverhalten berücksichtigen. Richtige Ernährung ist zwar wichtig, sollte aber auch mit Bewegung kombiniert werden. Nicht umsonst wird die Bewegung als Schlüssel zum Erfolg angesehen!

Allgemeine Tipps

Aufs Essen konzentrieren

Essen hat nicht nur die wichtige Funktion, Energie und lebensnotwendige Nährstoffe zu liefern, sondern Essen ist auch eine sehr angenehme Beschäftigung. Alle Sinne sind beteiligt, man riecht das herrliche Aroma, schmeckt die verschiedenen Geschmacksrichtungen. Essen in Ruhe genießen, bedeutet ein enormes Sinneserlebnis, aber nur wenn man es auch zulässt. Wer schnell neben diversen Tätigkeiten wie Lesen, Fernsehen, Telefonieren oder Arbeiten sein Essen verschlingt, merkt kaum, wie das Essen schmeckt. Aus diesem Grund sollte man auf alle »Ablenkungen« verzichten, sich immer hinsetzen und sich auf die Nahrungsaufnahme konzentrieren.

! Verhaltens-Tipp Nr. 1

Essen sollte in Ruhe und ohne Nebentätigkeiten erfolgen!

Langsam essen!

Wenn man sich auf das Essen konzentriert, isst man auch langsamer. Auch unter Zeitdruck sollten Sie sich die Zeit zum Genießen nehmen. Schlingt man die Nahrung nur so in sich hinein, gibt man dem Körper keine Chance, rechtzeitig eine Sättigung zu signalisieren. Das Sättigungsgefühl kommt erst nach ungefähr 20 Minuten.

Langsam Essen kann man wieder lernen, indem man ganz bewusst jeden Bissen bis zu 20-mal kaut oder zwischendurch das Besteck weglegt.

! Verhaltens-Tipp Nr. 2

Langsam essen verhindert ein Zuviel an Energie, daher länger kauen und zwischendurch das Besteck weglegen!

Fixe Essplätze

Essen Sie im Gehen, im Stehen oder gleich direkt aus dem Kühlschrank? Oder wandert mehr oder weniger an Essbarem bereits während der Zubereitung in den Mund? Damit bekommt das Essen wieder nicht die Aufmerksamkeit, die es verdient. Gewöhnen Sie sich deshalb an, immer an einem sehr angenehmen Platz Ihr Essen zu konsumieren und essen Sie auch wirklich nur dort!

! Verhaltens-Tipp Nr. 3

Bestimmen Sie einen fixen Essplatz und essen Sie nur dort!

Hunger oder Appetit?

Bevor Sie vielleicht aus reiner Routine zum Essen greifen, überlegen Sie kurz, ob Sie auch tatsächlich Hunger haben oder ob es doch eigentlich nur Appetit auf ein bestimmtes Gericht ist. Richten Sie Ihre Nahrungsaufnahme nicht nach der Uhr. Nur weil Sie immer um Punkt zwölf Uhr essen, müssen Sie um diese Uhrzeit nach einem späten Frühstück nicht schon wieder zum nächsten Essen greifen.

! Verhaltens-Tipp Nr. 4

Hunger oder doch nur Appetit? Stellen Sie sich vor jedem Essen diese Frage!

Keine Verbote

Verbieten Sie sich keine Lebensmittel oder verkneifen Sie sich Ihr Lieblingsessen nicht ständig. Irgendwann kommt sicher großer Heißhunger und man schlägt hemmungslos zu. Gönnen Sie sich zwischendurch Ihre Lieblingsspeisen, essen Sie diese aber langsam und mit Genuss und nicht mit schlechtem Gewissen. Es gibt nur ein Verbot, das zählt: wenn uns der Arzt aus therapeutischen Gründen ein bestimmtes Nahrungsmittel verbietet!

! Verhaltens-Tipp Nr. 5

Alle Lebensmittel sind prinzipiell erlaubt, genießen Sie ungünstige Speisen nur selten, dafür aber mit Genuss!

Diäten machen dick!

Ein Risiko, das Körpergewicht immer weiter zu erhöhen, ist durch einseitige und sehr drastische Diäten gegeben. Isst man sehr wenig, schaltet der Körper auf Sparflamme (= der Grundumsatz sinkt) und verbraucht einfach weniger Energie. Dies ist ein Mechanismus, der früher und heute noch in Ländern mit wenig Nahrungsangebot ein wichtiger Faktor fürs Überleben ist. Der Körper richtet sich auf eine »Hunger-Periode« ein. Beendet man die niedrige Energiezufuhr, stellt sich der Körper aber nicht sofort wieder um. Man muss weiterhin wenig essen, um nicht wieder zuzunehmen.

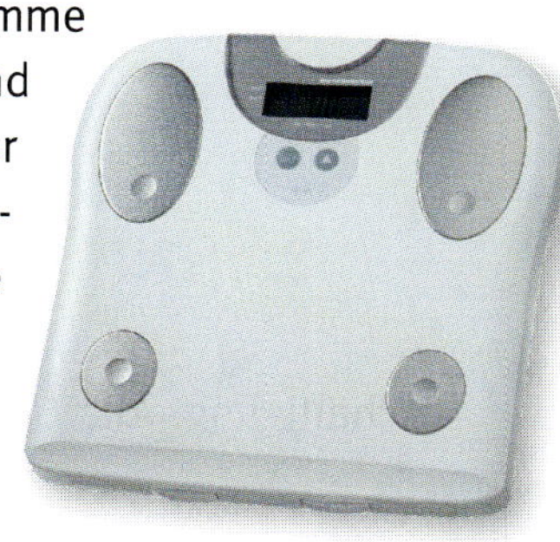

Es gibt auch Diäten, die die Zufuhr von Eiweiß verbieten. Da muss der Körper auf körpereigene Reserven (= Muskeleiweiß) zurückgreifen. Es wird zwar laut Waage schon abgenommen, da der Muskel schwerer ist als Fett und jede Muskelzelle auch noch Wasser speichert, aber damit sinkt auch wieder der Energiebedarf, da die Muskelmasse Energie verbraucht.

Also Hände weg von Diäten, insbesondere wenn Sie einseitig sind und viel versprechen. Denken Sie daran und tappen Sie nicht wieder in die nächste Diätfalle: Diäten machen dick und ruinieren die Figur!

! Verhaltens-Tipp Nr. 6

Hände weg von Diäten! Diese machen langfristig nur dick!

Langfristiges Ändern der Ernährungsgewohnheiten

Das Wichtigste ist eine langfristige Umstellung des Ernährungs- und Bewegungsverhaltens. Dies kann man aber nicht, wenn man sehr einseitig isst oder immer auf bestimmte Speisen verzichtet. Hände weg vom »Alles- oder Nichts-Prinzip«. Finden Sie einen vernünftigen Mittelweg. Essen Sie ruhig ab und zu Ihre Lieblingsspeisen. Sie werden es nicht lange durchhalten, wenn Sie sich vornehmen »ab morgen keine Schokolade mehr zu essen«. Hingegen ist es viel einfacher sich vorzunehmen: »Diese Woche esse ich nur eine Tafel Schokolade«. Oder statt »ab heute kein Schnitzel mehr zu essen«, ist es doch besser, wenn Sie sich vornehmen, nur einmal pro Monat ein Schnitzel zu essen, insbesondere wenn Sie dieses bis jetzt jede Woche verspeist haben.

! Verhaltens-Tipp Nr. 7

Setzen Sie sich eine Konsummenge für eine Woche oder einen Monat fest, die bei »ungünstigen« Lebensmitteln niedriger ist als Ihr üblicher Verzehr!

Auf die richtige Auswahl kommt es an!

Tauschen Sie viele Speisen, Getränke und Lebensmittel ganz einfach aus. Bei der Zubereitung verwenden Sie statt Schlagobers(-sahne) einfach Magermilchprodukte, beim Einkaufen greifen Sie statt zur Kantwurst zum Putenschinken und vorm Fernseher knabbern Sie ein Stück Karotte statt Kartoffelchips.

Tauschen Sie ganz einfach energiereiche Speisen und Nahrungsmittel durch energieärmere aus. Die Summe der kleinen Veränderungen aber macht den Erfolg.

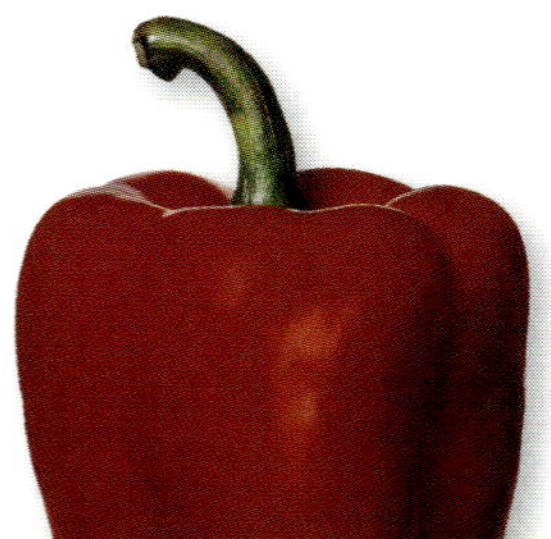

! Fett-weg-Tipp Nr. 1

Tauschen Sie Lebensmittel, Getränke und Nahrungsmittel einfach aus. Nach dem Motto: Anstatt statt nichts!

Greifen Sie zu:	anstatt:
Biskuitroulade	Sahnetorte
Buttermilch	Sauermilch
fettarmem Jogurt	Jogurt mit › 3 % Fett
fettarmen, ungesüßten Fruchtjogurts	Fruchtjogurt › 3 % Fett, gesüßt
fettreduzierten Aufstrichen	Pasteten
Frischkäse mit Halbfettstufe	Frischkäse mit Doppelrahmstufe

Greifen Sie zu:	anstatt:
Frucht- und Jogurteis	Cremeeis
Fruchtsalat	Tiramisu
Geflügel ohne Haut	Geflügel mit Haut
Fleisch und Fisch, gegrillt	Fleisch und Fisch, gebacken
Kartoffeln, gekocht	Pommes frites und Kroketten
Gemüse, natur	Gemüse, gebacken, Gemüse in Rahmsoße (Sahne-)
Gemüsesuppe	Cremesuppe
Grillhuhn	Backhuhn
Halbfettmargarine	Margarine
Jogurtbutter	Butter
Jogurtdressing	Rahmdressing (Sahne-)
Kardinalschnitte	Cremeschnitte
Kipferl	Croissant
mageren Wurstsorten (Krakauer, Putenwurst)	fettreicher Wurstsorten (Salami, Kantwurst)
mageren Käsesorten (‹ 30 % F. i. T.)	Käsesorten › 30 % F. i. T.
Magermilch	Vollmilch
Magertopfen(-quark)	Streichfetten
Magertopfen(-quark)	Sahnetopfen(-quark)
Mineralwasser	Limonade
Müsli, ungesüßt	Müsli, gesüßt
Reiswaffeln	Keksen
Salat mit Jogurtdressing	Mayonnaisesalat
Salzstangen	Kartoffelchips
Schmelzkäse ‹ 20 % F. i. T.	Schmelzkäse › 55 % F. i. T.
Schokopudding aus Magermilch	Schokolade
Senf	Mayonnaise
Sorbets	Mousse au Chocolat
Spagetti mit Tomatensoße	Spagetti Carbonara
Tunfisch, natur	Tunfisch in Öl
weichem Ei	Ham and Eggs

Drei Mahlzeiten oder doch lieber mehrere kleine?

Kleinere Mahlzeiten über den Tag verteilt haben den Vorteil, dass man Heißhungerattacken verhindert. Darum werden 5 Mahlzeiten pro Tag empfohlen.

> **! Verhaltens-Tipp Nr. 8**
>
> Mehrere kleine Mahlzeiten verhindern Heißhungerattacken!

Es gibt aber viele Menschen, die nachdem sie einmal zu essen begonnen haben, nur schwer wieder aufhören können. Da wird es nun fünfmal am Tag zum Problem, rechtzeitig nein zu sagen. Für diese Personen ist es besser doch nur drei Mahlzeiten zu essen. Diese sind dann etwas größer und machen auch satt.

> **! Verhaltens-Tipp Nr. 9**
>
> Wer schwer aufhören kann zu essen, wenn er nur einmal begonnen hat, der sollte lieber höchstens drei Mahlzeiten pro Tag einnehmen.

Energie

Wer abnehmen will, muss Energie einsparen oder einfach mehr verbrauchen. So einfach ist das Prinzip. Unsere Energieträger in der Nahrung (Eiweiß, Fett, Kohlenhydrate, Alkohol) liefern aber pro Gramm eine ganz unterschiedliche Energiemenge, Fett nämlich doppelt so viel wie Eiweiß und Kohlenhydrate. Nahrungsfett kann ohne große »Umbauverluste« in Körperfett umgewandelt werden. Aus diesem Grund ist es nicht egal, aus welchem Nährstoff die Kalorien stammen. Kohlenhydratkalorien sollten bevorzugt und Fettkalorien eingespart werden. Empfohlen wird, dass ungefähr 30 % der Energie aus Fetten, 15 % aus Eiweiß und bis zu 55 % aus Kohlenhydraten stammen sollen.

> **! Fett-weg-Tipp Nr. 2**
>
> Reduzieren Sie Ihre Energieaufnahme, insbesondere die Aufnahme von Fettkalorien!

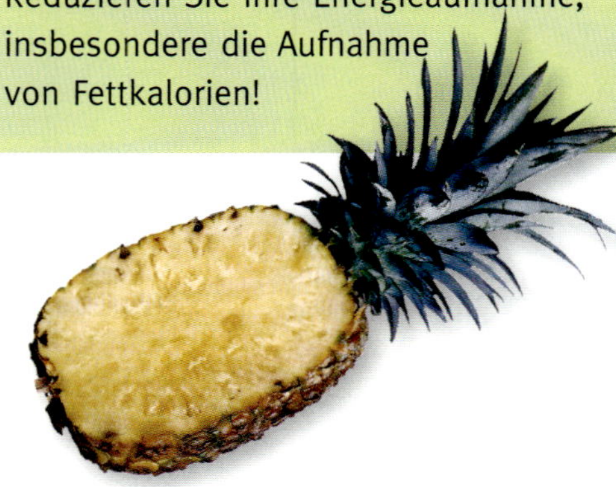

Fett = Fettmacher

Da Fett von allen Nahrungsbestandteilen die meiste Energie pro Gramm liefert und ohne großen Energieverlust sofort in die Fettpölsterchen wandern kann, ist es wichtig, dass Sie zukünftig hier besonders auf die Bremse steigen. Fettarm ist die Devise, nicht aber fettfrei. Der Körper braucht ja Fett um beispielsweise die fettlöslichen Vitamine A, D, E und K überhaupt erst aus dem Verdauungstrakt aufnehmen zu können und gewisse Fette (= mehrfach ungesättigte Fettsäuren) sind sogar lebensnotwendig und müssen auch mit der Nahrung zugeführt werden.

Sparen Sie deshalb vor allem bei tierischen Fetten, da diese auf Grund der Fettsäurezusammensetzung (enthalten hauptsächlich gesättigte Fettsäuren) nicht so günstig sind.

! Fett-weg-Tipp Nr. 3

Fett macht fett und sollte deshalb nur in hoher Qualität und sparsam verwendet werden!

Fett ist ja leider ein Geschmacksträger. Viele Aromen entwickeln sich erst in Anwesenheit von Fett und Fett schmeckt ganz einfach gut. 40 g pro Tag können auch beim Abnehmen gegessen werden. Bei der richtigen Lebensmittelauswahl ist das eine beachtliche Menge. Wenn Sie nicht abnehmen, sondern Ihr Gewicht halten möchten, dann können Sie bis zu 70 g am Tag verspeisen.

! Fett-weg-Tipp Nr. 4

40 Gramm Fett pro Tag während der Gewichtsreduktion!

Sichtbares Fett (wie Fettränder beim Fleisch) sollten Sie immer wegschneiden. Dabei handelt es sich um reines Fett. Überprüfen Sie aber auch die Ölmenge, die Sie für Bratpfannen benutzen. Geben Sie nur einige Tropfen in eine beschichtete Pfanne und verteilen Sie diese mit einem Pinsel. Nehmen Sie ganz bewusst einen Löffel, wenn Sie Öl für die Salatmarinade verwenden. »Aus dem Handgelenk geölt« bringt eine Menge unnötiger Fettkalorien. Mit jedem Esslöffel Öl, den Sie einsparen, reduzieren Sie Ihre Energieaufnahme um ca. 100 kcal und die Fettaufnahme um 10 g!

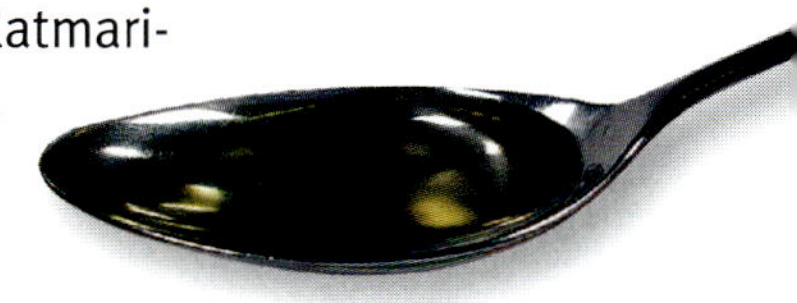

Sehr viel Fett kann gespart werden, wenn Sie sich einmal mit dem Fettgehalt von Lebensmitteln beschäftigen. Das meiste Fett, das wir täglich zu uns nehmen, ist versteckt in Milchprodukten, Wurstwaren usw.

! Fett-weg-Tipp Nr. 5

Meiden Sie versteckte Fette!

günstig	ungünstig
■ Öle mit einem hohen Gehalt an mehrfach ungesättigten Fettsäuren: Keimöle	■ Tierisches Fett
■ Öle mit einem hohen Anteil an einfach ungesättigten Fettsäuren: Olivenöl, Rapsöl, Erdnussöl	■ Kokosfett
■ Halbfettstreichfette	■ Versteckte Fette in Wurst und Wurstwaren
	■ Versteckte Fett in Milchprodukten
	■ Versteckte Fette in Knabbergebäck
	■ Versteckte Fette in Cremen, Torten und Kuchen
	■ Verstecktes Fett in Blätter- oder Plunderteig

Kohlenhydrate = Fitmacher

Kohlenhydrate sind unentbehrlich für den Ablauf des normalen Stoffwechsels. Sie dienen u. a. zur Energiebereitstellung für die Nerven- und Gehirnzellen. Unser Gehirn, das einen sehr großen Teil unseres Energiebedarfes braucht, deckt diesen mit Kohlenhydraten und zwar aus Glukose (Traubenzucker). Kohlenhydrate können im Körper in Form von Glykogen in der Leber und in der Muskulatur gespeichert werden, damit auch für unerwartete Leistungen genügend Energie vorhanden ist. Der Blutzuckerspiegel ist eine wichtige Regelgröße beim Hunger- und Sättigungsmechanismus. Ein Abfall führt zu Hungergefühlen.

Um den Körper und speziell das Gehirn mit ausreichend Sprit zu versorgen, braucht man nicht unbedingt Zucker oder Traubenzucker zu essen, sondern man kann oder besser gesagt soll sogar zusammengesetzte Kohlenhydrate (in Form von Stärke in Obst, Gemüse und Getreide) verspeisen. Im Verdauungstrakt werden aus zusammengesetzten Kohlenhydraten einfache Zuckermoleküle. Diese zusätzliche Verdauungsarbeit ist sehr günstig, da damit der Blutzuckerspiegel langsamer ansteigt. Lebensmittel mit einem hohen Anteil an zusammengesetzten Kohlenhydraten sättigen auch länger und haben auch immer einen höheren Anteil an Schutzstoffen.

! Fett-weg-Tipp Nr. 6

Essen Sie reichlich zusammengesetzte Kohlenhydrate aus Obst, Gemüse und Getreide!

Wichtig bei der Auswahl der Kohlenhydrate ist auch die Höhe des Anstiegs des Blutzuckerspiegels, der innerhalb einer Stunde nach dem Verzehr verursacht wird (= glykämischer Index). Je niedriger dieser ist (< 60) desto besser. Lebensmittel, die einen hohen Anstieg (glykämischer Index über 85) hervorrufen, sind sehr ungünstig.

Günstig, da niedriger glykämischer Index:	Ungünstig, da hoher glykämischer Index
Vollkornbrot	Bier
Naturreis, Vollkornreis, Basmatireis	Traubenzucker
Bulgur, Buchweizen, Haferflocken, Gerste	Pommes frites, Kartoffelchips
Vollkornteigwaren, Vollkorngetreide	Schnellkochreis
Erbsen, Linsen, Kichererbsen, Bohnen	Cornflakes
Frisches Gemüse	Honig
Soja	Bratkartoffeln
Nüsse	Popcorn
Kiwi, Weintrauben, Orangen, Äpfel, Birnen, Pfirsich, Grapefruit, Kirsche, Pflaume, Marille	
Fruchtzucker	

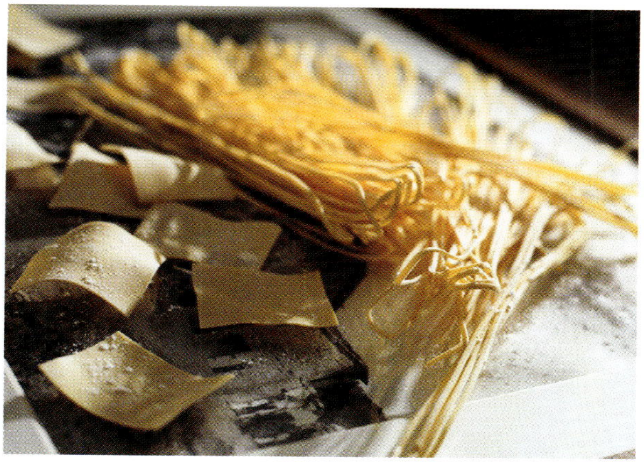

Sind Kohlenhydrate Dickmacher?

Kohlenhydratreiche Lebensmittel galten in der Vergangenheit immer als klassische Dickmacher. Kartoffeln, Nudeln und Knödel wurden von den Tellern verbannt. Heute weiß man aber, dass Kohlenhydrate nicht dick machen, außer wenn sie durch die entsprechende Zubereitung (Frittieren, Panieren) zu richtigen Fettbomben werden.

Kohlenhydrate enthalten pro Gramm auch weniger Kalorien als Fett. Nahrungsmittel mit zusammengesetzten Kohlenhydraten und vielen Ballaststoffen (Gemüse, Getreide) erzeugen auf Grund eines quellenden Effektes schneller ein Sättigungsgefühl. Man wird schneller satt und läuft nicht Gefahr zu viel zu essen.

! Fett-weg-Tipp Nr. 7

Kohlenhydrate sind keine Dickmacher! Nudeln, Kartoffeln und Knödel können auf die Teller. Achtung nur vor den entsprechenden Soßen oder Zubereitungsarten (Pommes)!

Zu viel an Kohlenhydraten wird als Fett gespeichert!

Im Körper können Kohlenhydrate in Glykogen (= Vielfachzucker) umgewandelt und in der Leber und in den Muskelzellen gespeichert werden. Dieser Speicherplatz ist aber begrenzt. Wenn er voll ist und auch sonst keine Energie verbraucht wird, können überschüssige Kohlenhydrate in Fett umgewandelt und so im Fettgewebe gespeichert werden. Bei dieser Umwandlung gehen aber bis zu 30 % der Kalorien, die Kohlenhydrate an sich liefern, verloren. Bei normaler körperlicher Aktivität können auf Grund unserer Enzymsysteme Kohlenhydrate erst ab einer Zufuhrmenge von über 500 g pro Tag (und das erst nach einigen Tagen) in Fett umgewandelt werden. 500 g Kohlenhydrate sind aber eine ganz beträchtliche Menge! So müsste man über 2 kg gekochte Nudeln oder 1,3 kg Vollkornbrot oder auch 3,4 kg Kartoffeln essen. Es ist also fast unmöglich, dass man durch Kohlenhydrate allein dick wird, außer man trinkt große Mengen an Limos und isst Unmengen an Süßigkeiten.

Problematisch wird es aber, wenn man zu den Kohlenhydraten auch Fett isst. Die Kohlenhydrate werden bevorzugt »verbrannt«, das gemeinsam aufgenommene Fett wird nicht gebraucht und sofort im Fettdepot gelagert. Die Fettverbrennung im Körper wird auch nicht durch die Fettaufnahme bestimmt, sondern durch die Verwertung der anderen Nährstoffe.

! Fett-weg-Tipp Nr. 8

Viele Kohlenhydrate und wenig Fett ist die Devise!

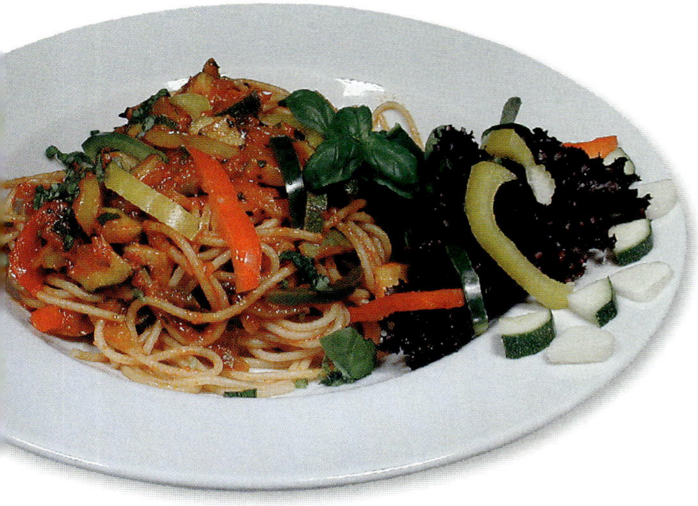

Essen Sie Spagetti ohne Soße, haben Sie damit nur Kohlenhydrate. Essen Sie diese mit Tomatensoße, haben Sie noch immer hauptsächlich Kohlenhydrate. Essen Sie aber nun Spagetti Carbonara, dann haben Sie durch die Soße (= besonders viel Obers/Sahne und Speck) auch noch reichlich Fett und genau die ungünstige Kombination: viele Kohlenhydrate und Fett.

Ein anderes Beispiel sind Süßigkeiten. Gerade hier schmeckt die Kombination von Kohlenhydraten (hier Zucker) und Fett so köstlich. Man denke nur an die Mehlspeisen und Schokolade. Auch hier ist es besser auf fettärmere Köstlichkeiten zurückzugreifen.

! Fett-weg-Tipp Nr. 9

Ideale Kombinationen sind Nudeln mit Gemüsesugo, Brot mit Magertopfen (-quark) oder magerem Käse, Salate mit Jogurtdressing oder auch Gemüseauflauf ohne Rahm (Sahne).

Eiweiß = Sattmacher

Eiweiß ist eine wesentliche Gerüstsubstanz unseres Körpers. Wer zu wenig Eiweiß isst, baut fettfreie Masse (= Muskelmasse) ab. Diese ist aber ganz wesentlich am Energiebedarf beteiligt. Je weniger Muskelmasse, desto niedriger ist der Energiebedarf. Eiweiß sättigt auch sehr gut. Leider sind viele Eiweißquellen auch beträchtliche Fettquellen.

! Verhaltens-Tipp Nr. 10

Eiweiß sättigt und verhindert, dass die Muskeln schwinden.

Pro Tag werden mindestens 50 g hochwertiges Eiweiß benötigt. Ideale Eiweißlieferanten sind fettarme Milchprodukte, Eiklar (Eiweiß), mageres Fleisch und Fisch.

Eiweißreiche, pflanzliche Lebensmittel sollten immer mit tierischen Eiweißquellen kombiniert werden, da damit mehr Körpereiweiß aufgebaut werden kann.
Gute Kombinationen sind Kartoffeln mit Ei oder Milch, Weizen mit Milch, Ei mit Mais oder auch Bohnen mit Mais.

! Verhaltens-Tipp Nr. 11

Eine Packung Magertopfen(-quark) mit Mineralwasser verrührt, ist eine hervorragende Eiweißquelle und schmeckt pikant gewürzt oder mit Früchten sehr gut.

Ballaststoffe

Ballaststoffe sind wie Eiweiß klassische Sattmacher. Neben vielen Funktionen im Organismus sorgen sie dafür, dass die Magenentleerung verzögert und damit der Sättigungseffekt erhöht wird. Man kann das ja sehr einfach ausprobieren. Isst man zum Frühstück Weißbrot oder Kuchen, bekommt man rasch wieder Hunger. Verspeist man aber ein Stück Vollkornbrot, dann ist man länger satt.

Ballaststoffe sind vor allem in den Randschichten von Getreide und in Obst und Gemüse enthalten. Kleie kann man ins Jogurt, zum Fruchtsalat oder auch in Kuchen- und Brotteige geben. Ballaststoffe müssen aber im Körper quellen können, sorgen Sie aus diesem Grund immer für eine hohe Flüssigkeitsaufnahme.

! Verhaltens-Tipp Nr. 12

Ballaststoffe machen satt und liefern aber selbst keine Kalorien!

Vitamine/Mineralstoffe

Einzelne Vitamine und Mineralstoffe (z. B. Magnesium oder Chrom) wurden immer wieder als »Anti-Fett-Stoffe« gepriesen. Da es sich dabei um Stoffe handelt, die Enzyme aktivieren oder auch bei der Verwertung von Nährstoffen eine Rolle spielen, schenkt man ihnen auch bezüglich vermehrten Fettabbaus großes Augenmerk. Eine Extraportion von einzelnen Vitaminen oder Mineralstoffen kann aber die Fettverbrennung nicht beschleunigen und macht auch nicht schlank.

Obst, Gemüse und Getreide sind die Hauptlieferanten an Vitaminen und Mineralstoffen. Aber auch Fleisch enthält beispielsweise Chrom oder Eisen.

! Verhaltens-Tipp Nr. 13

Vitamine und Mineralstoffe in ausreichender Menge ja, aber Extraportionen von einzelnen machen nicht schlank!

Besondere Fettburner

Wenn Sie sich mit dem Thema Körpergewicht beschäftigen, haben Sie sicher schon von unzähligen »Wunderwaffen« gegen Fett gehört. Ob Carnitin oder spezielle Enzyme u. v. m., der Markt ist mittlerweile unüberschaubar. Leider gibt es noch kein Wundermittel zum Fettabbau. Es wäre doch sensationell, wenn man mit Haifischknorpeln oder speziellen Frucht- und Pflanzenextrakten die Fettverbrennung ankurbeln und den Körper dazu bringen könnte, abzunehmen und für immer schlank zu bleiben. Würde es das geben, bräuchten wir keine Tipps mehr und hätten auch weltweit keine Übergewichtsprobleme mehr. Leider ist es aber anders. Die Zahl der Übergewichtigen steigt in den Industriestaaten stetig an.

! Verhaltens-Tipp Nr. 14

Fallen Sie nicht auf unhaltbare Versprechen hinein. Es gibt noch kein Wundermittel zum Abnehmen!

Problemsituationen

Bei vielen Anlässen, aber auch in vielen Situationen wird zum Essen gegriffen. Essen tröstet, beruhigt oder vertreibt nur die Langeweile. Ein solch falsches Essverhalten kann man bereits in der frühen Kindheit lernen. Gerade bei negativen Emotionen kommt der Nahrungsaufnahme eine ganz andere Funktion zu. Man isst, um Gefühle zu kompensieren, Stress zu bewältigen oder sich einfach abzulenken. Dieser Umgang mit Essen ist erlernt. Wurden wir als Kind immer mit Essen belohnt, werden wir uns auch selbst mit Köstlichkeiten belohnen. Oder mussten wir die Teller leer essen, fällt es uns besonders schwer einfach etwas übrig zu lassen.

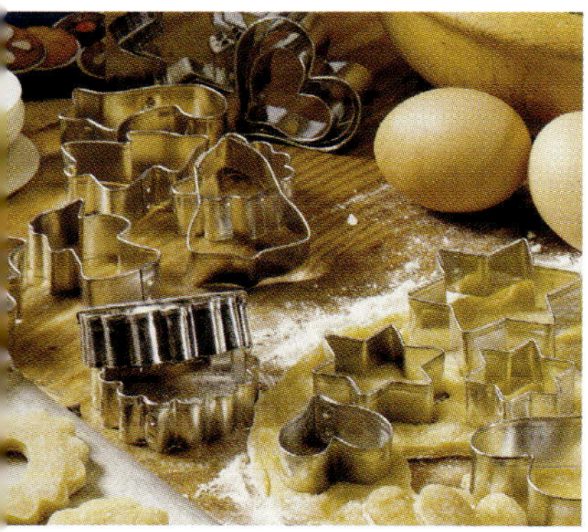

Risikosituationen sind aber auch Einladungen und Feiertage. Denken wir nur an Weihnachten, hier gibt es schon die ganze Adventzeit köstliche Kekse und unzählige Weihnachtsfeiern.

Stress

Sehr viele haben das Bedürfnis bei Stress einfach etwas zu essen, insbesondere bei Frauen tritt diese Appetitsteigerung in Stress-Situationen vermehrt auf. Impulsiv und unkontrolliert wird zum Essen gegriffen. Vom Genuss ist keine Spur mehr.

Während einer Stress-Situation wird vom Körper eine Reihe von Stress-Hormonen und Energie-Reserven mobilisiert.

Diese sollten unbedingt wieder abgebaut werden. Beste Möglichkeit dazu ist einfach körperliche Aktivität.

Gehen Sie also das nächste Mal bei Stress nicht zum Kühlschrank, sondern einfach eine halbe Stunde sehr zügig spazieren.

! Verhaltens-Tipp Nr. 15

Stress sollte durch körperliche Aktivität abgebaut werden und nicht durchs Essen!

Langeweile

Wenn Ihnen Essen sehr oft die Langeweile vertreibt, dann lenken Sie sich durch andere Tätigkeiten ab.

Überlegen Sie, ob nicht doch dringende Hausarbeiten zu erledigen wären, ob Sie einen Spaziergang machen könnten oder ob Sie zu einem Buch greifen.

! Verhaltens-Tipp Nr. 16

Vermeiden Sie Langeweile, indem Sie Ihre Zeit verplanen!

Trostpflaster Essen

Essen wird sehr gerne als »Trostpflaster« oder zur Belohnung eingesetzt. Bei guten Schulnoten gibt es eine Extraportion Süßes. Nach einer erledigten Arbeit greift man in die »Süßigkeitenlade«. Kurzfristig belohnt man sich, aber langfristig gesehen bescheren diese kleinen Extraportionen in Form von überschüssigem Fett doch wieder Ärger.

! Verhaltens-Tipp Nr. 17

Belohnen Sie sich nicht mit Essen!

Ärger

Sie ärgern sich und greifen sofort zum Essen, damit Sie diesen im wahrsten Sinne des Wortes hinunterschlucken können. Nachweislich wird bei Ärger tatsächlich weniger gekaut.

Nur wird dieser anschließend noch größer, weil Sie sich jetzt auch noch über sich selbst ärgern, da Sie schon wieder zu viel gegessen haben.

! Verhaltens-Tipp Nr. 18

Wenn schon Ärger, dann nicht auch noch, weil man zu viel gegessen hat!

Feiertage/Familienfeste

Feiertage und auch Familienfeste sind oftmals Anlässe, die so richtig zum Essen verführen. Es gibt herrliche Speisen und natürlich auch traditionell sehr viel Süßes, z. B. die Geburtstagstorte. In Summe isst fast jeder mehr als an einem »normalen« Wochenende. Man sollte sich aber das Festessen nicht durch sein schlechtes Gewissen verleiden lassen. Wenn man es selbst zubereitet, kann man auf viele Kalorienbomben verzichten. Bei Soßen kann man statt Mayonnaise Magerjogurt verwenden und so auf eine fettarme Zubereitung zurückgreifen. Üppige Vorspeisen lassen sich durch Salate ersetzen und Nachspeisen auf Basis von fettarmen Milchprodukten helfen auch wiederum Kalorien und Fett einzusparen. Wenn man aber eingeladen ist, kann man schon vorweg das Essen zügeln. Man spart bereits so Energie ein und kann dann ohne schlechtes Gewissen zugreifen. Beim Griff zum Keksteller sollten Sie aber mitzählen. Genießen Sie jedes Stück und essen Sie nicht unachtsam eines nach dem anderen.

Bedenken Sie auch, dass Alkohol sich nicht nur auf das Energiekonto auswirkt, sondern auch den Appetit anregt. Natürlich kann man die Feiertage auch zu mehr körperlicher Aktivität nutzen. Dadurch wird zusätzlich Energie verbraucht.

! Verhaltens-Tipp Nr. 19

Wählen Sie bei Festtafeln bewusst aus und sparen Sie vorab schon Energie ein und/oder machen Sie mehr Bewegung!

Einladungen

Besonders bei Einladungen wird man immer wieder zum Essen aufgefordert, oftmals ja förmlich gedrängt. Spezielle Leckereien wurden extra hergestellt. Eigentlich ist man schon satt und will keinen Nachschub mehr. Hier hilft nur eins: höflich, aber bestimmt ablehnen! Wer zögerlich nach Ausreden sucht, hat schon verloren.

Bitten Sie ruhig um eine energiefreie Alternative, z. B.: »Nein danke, aber könnte ich noch ein Glas Mineralwasser oder eine Tasse Kaffee haben?«.

! Verhaltens-Tipp Nr. 20

Lehnen Sie Essensaufforderungen bestimmt aber höflich ab und bitten Sie um energiearme Alternativen (Mineralwasser, Kaffee, Tee)!

Beugen Sie einer überhöhten Nahrungsaufnahme vor, indem Sie nie hungrig zu Einladungen gehen. Essen Sie bewusst langsam, damit sich Ihr Teller nicht so schnell leert. Üblicherweise wird ein leerer Teller schneller wieder gefüllt.

Wenn Sie die Tischrunde auch während des Essens unterhalten, merkt niemand, dass Sie langsam essen. Aber reden Sie nur mit leerem Mund.

! Verhaltens-Tipp Nr. 21

Gehen Sie nie hungrig zu Einladungen und essen Sie bewusst langsam!

Bei Freunden oder in der Familie können Sie Nachspeisen selbst mitbringen. Sagen Sie dies aber bereits bei der Annahme der Einladung.

Damit können Sie ganz leicht eine »fettarme Variante« in das Essen einschleusen.

Verführungen rund um die Uhr

Wenn Sie durch eine Stadt gehen, haben Sie an fast jeder Ecke die Möglichkeit zu essen.

Ganz besonders groß ist das Angebot in Einkaufsstraßen oder auch im Shopping-Center. Es lockt nicht nur der Anblick der Köstlichkeiten, sondern auch der Geruch. Hier hat man es ganz bewusst auf Ihre Außenreizabhängigkeit abgesehen.

Außenreizabhängigkeit bedeutet, dass man sich durch Anblick oder Geruch (= Außenreiz) zum Essen verführen lässt. Man hat zwar keinen Hunger, aber Appetit. Es wird einem auch sehr leicht gemacht, viele dieser Speisen kann man einfach im Stehen oder beim Weitergehen essen. Fast immer sind es aber sehr fett- oder zuckerreiche Snacks.

! Verhaltens-Tipp Nr. 22

Widerstehen Sie dem Anblick oder auch dem Duft von Speisen, wenn Sie keinen Hunger haben!

Natürlich lauern diese Fallen auch zu Hause oder am Arbeitsplatz. Essen in Sichtweite erinnert Sie sozusagen dauernd, dass Sie etwas essen müssen.

! Verhaltens-Tipp Nr. 23

Lassen Sie kein Essen sichtbar herumstehen, das verführt nur zum Zugreifen!

Allgemeine Tipps zur richtigen Auswahl von Lebensmitteln

In jeder Lebensmittelgruppe gibt es durch die richtige Auswahl die Möglichkeit, sich einiges an Energie durch weniger Fett und/oder Zucker einzusparen. Prinzipiell gibt es aber keine verbotenen Nahrungsmittel oder Speisen, wichtig sind die richtige Auswahl und der richtige Umgang.

Süßes

Süßes ohne Reue

Die Vorliebe für Süßes ist angeboren. Wie viel Süßes Sie aber tatsächlich täglich brauchen, hängt von Ihrem Essverhalten ab. Durch den Konsum von süßen Obstsorten wie Weintrauben, Bananen oder auch Kirschen kann die Lust nach Süßem weniger werden, muss aber nicht unbedingt gestillt sein.

Viele kennen es: Man fühlt sich niedergeschlagen und bekommt Heißhunger hauptsächlich nach Süßem. Betroffen davon sind viele Frauen. Auftreten kann diese Gier nach Süßigkeiten vermehrt in der dunklen Jahreszeit (Herbst, Winter) und während des prämenstruellen Syndroms. Verantwortlich dafür ist ein bestimmter Botenstoff im Gehirn, das Serotonin. Dieser Botenstoff steuert unter anderem den Appetit und ist für eine ausgeglichene Stimmung verantwortlich. Sinkt die Konzentration dieses Botenstoffes im Gehirn, kommt es zu Befindlichkeitsstörungen und zum vermehrten Verlangen nach Süßem. Studien haben gezeigt, dass man bereits mit einer halben Rippe Schokolade und etwas Geduld (ca. 15 Minuten) die Befindlichkeit erheblich verbessern kann. Man braucht also nicht Unmengen von Süßem zu essen.

! Verhaltens-Tipp Nr. 24

Genießen Sie ab und zu Süßes in kleinen Mengen, um damit Heißhungerattacken zu verhindern!

1 Tafel Schokolade (100 g)

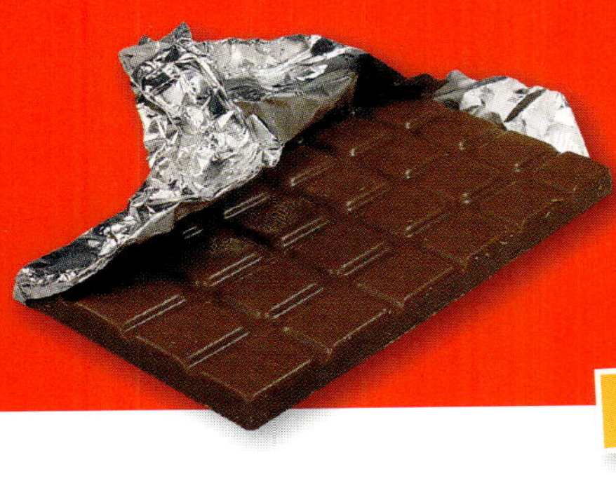

550 kcal

1 Rippe Schokolade
2 Stk. Bananen, 200 g Weintrauen
2 Stk. getrocknete Feigen, 140 g Erdbeeren

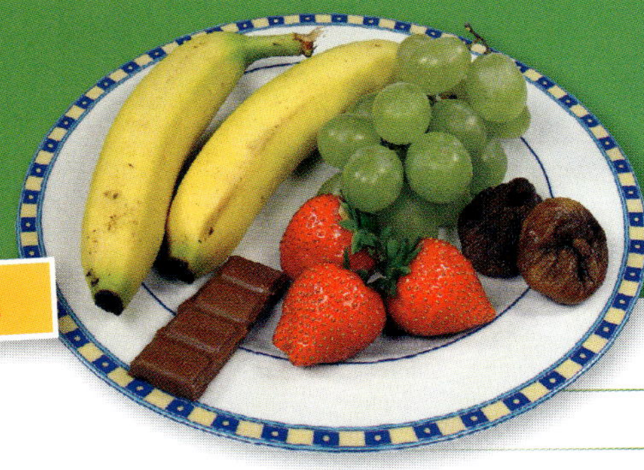

Gerade für Schokolade gibt es nur wenige Alternativen. Bewährt hat sich aber anstatt von Schokolade Schokopudding. Wenn man aus einem halben Liter Magermilch und Süßstoff einen Pudding zubereitet und davon die Hälfte isst, kann man ganz leicht auf über 400 kcal und über 30 g Fett verzichten. Zusätzlich werden auch 54 g Zucker eingespart. Falls es schnell gehen soll, kann man natürlich auch auf fertigen Pudding zurückgreifen. Schauen Sie hier ganz genau auf die Nährwertangaben der Produkte. In fast jedem Milchregal findet sich eine »Light«- oder »Diät«-Variante. Diese hat dann durchschnittlich 140 kcal und 5 g Fett pro Becher.

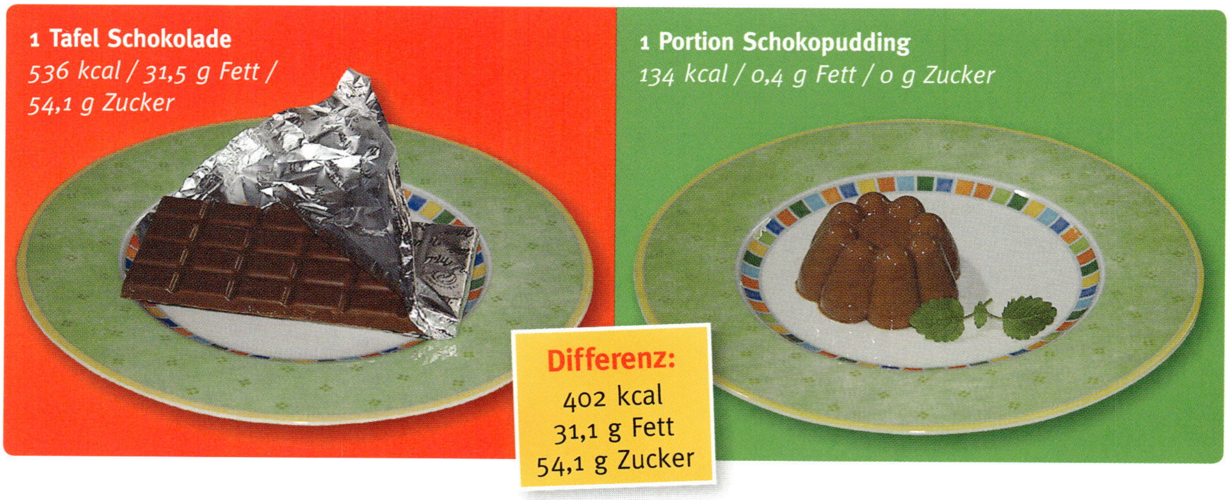
1 Tafel Schokolade
536 kcal / 31,5 g Fett / 54,1 g Zucker
1 Portion Schokopudding
134 kcal / 0,4 g Fett / 0 g Zucker
Differenz:
402 kcal
31,1 g Fett
54,1 g Zucker

Die Lust nach Süßem und Knabbereien kann man aber auch durch Reiswaffeln mit diversen Geschmacksrichtungen decken. Wenn Sie eine ganze Packung Reiscrispis mit Schokoladengeschmack (50 g) essen, essen Sie weniger als 200 kcal und nicht einmal 1 g Fett.

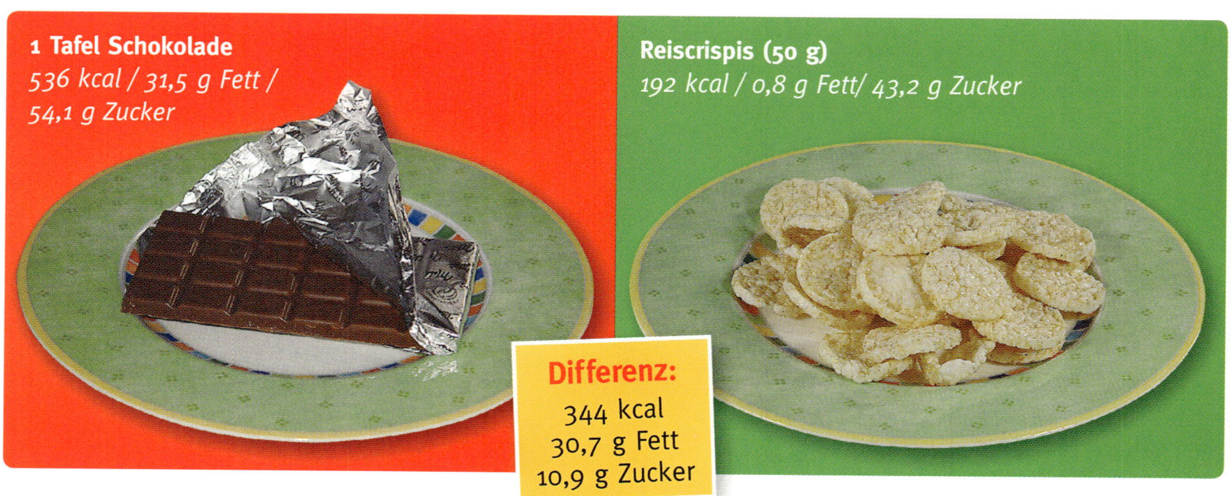
1 Tafel Schokolade
536 kcal / 31,5 g Fett / 54,1 g Zucker
Reiscrispis (50 g)
192 kcal / 0,8 g Fett/ 43,2 g Zucker
Differenz:
344 kcal
30,7 g Fett
10,9 g Zucker

! Fett-weg-Tipp Nr. 10

Bei Lust aufs Knabbern greifen Sie zu Reiscrispis oder auch zu Gemüse!

Probieren Sie auch einmal eine reife Banane mit einer Gabel zu zerdrücken und 1 EL Carob (aus dem Reformhaus) unterzurühren.

Carob ist ein fettarmer Kakaoersatz. Wenn Sie etwas Vanillezucker beimengen, bekommt man eine köstliche »Bananen-Schokolade«.

! Fett-weg-Tipp Nr. 11

Schokopudding aus Magermilch und Bananen mit Carob sind eine Alternative zur klassischen Schokolade.

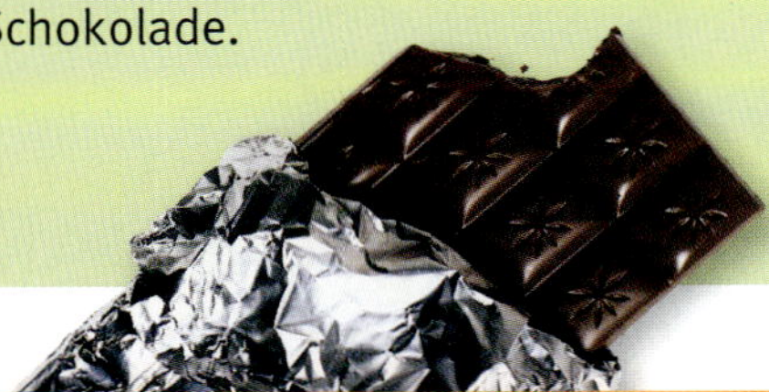

Alternative Süßungsmittel

Alternativ zu Zucker können Honig, Zuckeraustauschstoffe oder auch künstliche Süßstoffe verwendet werden.

Honig hat im Vergleich zum Zucker etwas weniger Kalorien, aber auch eine geringere Süßkraft.

Zuckeraustauschstoffe (Fruchtzucker, Sorbit, Mannit und Xylit) sind Kohlenhydrate oder verwandte Stoffe, die süß schmecken und im Allgemeinen 4 kcal (gleich wie Zucker!) pro Gramm liefern. Sie findet man vorwiegend in Diabetikerwaren. Sie wirken, in größeren Mengen genossen, abführend. Dies ist aber immer auf der Verpackung vermerkt.

Diätwaren mit Zuckeraustauschstoffen haben aus diesem Grund nicht unbedingt weniger Energie.

! Verhaltens-Tipp Nr. 25

»Zuckerfrei« ist nicht immer kalorienfrei!

1 EL = jeweils 15 g

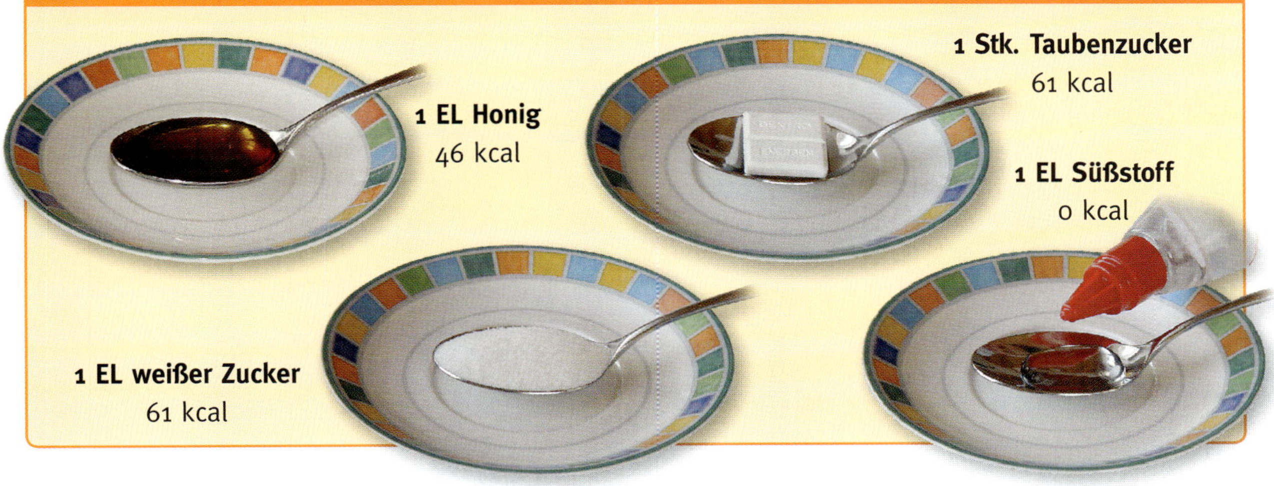
1 EL Honig
46 kcal
1 Stk. Taubenzucker
61 kcal
1 EL Süßstoff
0 kcal
1 EL weißer Zucker
61 kcal

Süßstoffe (Saccharin, Cyclamat, Aspartam, Acesulfam-K, Thaumatin, Nophesperidin) hingegen sind fast energiefrei. Sie werden aber schon sehr lange kontrovers diskutiert, da man ihnen immer wieder nachsagt, Gesundheitsschäden zu verursachen. Cyclamat wurde Ende der sechziger Jahre in Zusammenhang mit der Entstehung von Blasenkrebs gebracht. Diesbezügliche Studien wurden aber bei Ratten durchgeführt, bei denen man die sichere Dosis um das 2.000fache überschritt. Um diese Menge zu erreichen, müsste man täglich bis zu 5.000 Süßstofftabletten essen. Langzeitstudien haben gezeigt, dass sowohl Cyclamat als auch Saccharin nicht krebserregend sind.

Aspartam wird hingegen immer wieder in Verbindung mit Gehirntumoren gebracht. Der Grund dafür könnte das Abbauprodukt Methanol sein, das zu Formaldehyd verstoffwechselt wird. Dieses steht unter Krebsverdacht. Das entstehende Methanol ist aber sehr gering, sodass ausgeschlossen wird, dass durch den Konsum von Aspartam tatsächlich ein Gehirntumor entsteht. Methanol wird auch durch andere Lebensmittel (z. B. Tomatensaft) aufgenommen.

Heute weiß man, dass der Konsum von vernünftigen Dosen pro Tag keine Krebserkrankungen auslöst. Die Weltgesundheitsorganisation gibt als unbedenkliche Tagesdosen 5 mg/kg Körpergewicht Saccharin (E 954), 11 mg/kg Körpergewicht Cyclamat (E 952), 40 mg/kg Körpergewicht Aspartam (E 951), 15 mg/kg Körpergewicht Acesulfam-K (E 950) und 5 mg/kg Körpergewicht für Nophesperidin DC (E 959) an.

Thaumatin (E 957), ein süß schmeckender Eiweißstoff einer westafrikanischen Pflanze, wird als unbedenklich eingestuft, deshalb gibt es auch keine Empfehlungen für unbedenkliche Tagesdosen.

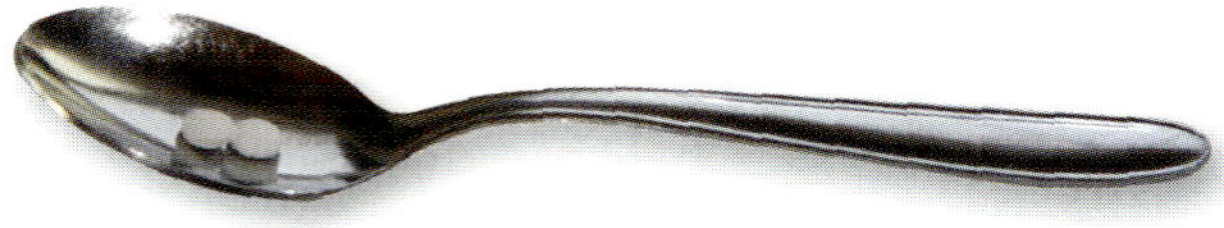

Hunger durch Süßstoffe?

Jetzt stehen sie immer öfter in Verdacht, dass durch ihren Konsum der Heißhunger oder Appetit auf Süßes gefördert wird. Grundlage dieser Aussagen sind Untersuchungen an Schweinen. Beim Menschen konnte eine vermehrte Nahrungsaufnahme nach Süßstoffkonsum noch nicht eindeutig belegt werden. Dass bestimmte Süßstoffe tatsächlich den Appetit und den Verzehr steigern, weiß man aus der Schweine- und Kälbermast. Bei Ferkeln wird dem Futter Süßstoff beigemengt, um den leichtsüßen Geschmack der Muttermilch nachzuahmen. Würde dies nicht geschehen, würden Ferkel bei der Umstellung vorübergehend weniger als üblich fressen und dadurch weniger zunehmen. Der Süßstoff wird hier also nicht als Verursacher von Hunger genutzt, sondern er soll den Geschmack des Futtermittels verbessern. Der gleiche Effekt könnte auch durch Zucker erreicht werden.

Das bedeutet für den Menschen, dass durch den Zuckerersatz (Süßstoffe) in Lebensmitteln der Appetit auf dieses Lebensmittel nicht automatisch verstärkt wird.

Diskutiert wird aber auch, ob Süßstoffe eine Ausschüttung von Insulin bewirken. Der Körper soll nach Aufnahme einer süßen Substanz, gleichgültig ob Süßstoff oder Zucker automatisch Insulin ausschütten. Dadurch sinkt dann der Blutzuckerspiegel und Hungergefühle entstehen und es kommt der Wunsch nach weiterem Essen. Diese Untersuchungen wurden aber bereits von denselben Forschern wieder widerlegt.

Es kommt also zu keiner »Unterzuckerung« durch Süßstoffe, auch nicht, wenn im Extremfall der Zuckergehalt der Nahrung vollständig durch Süßstoff ersetzt wird.

Testen Sie aber Ihr Verhalten. Bekommen Sie nach dem Konsum von Süßstoff immer wieder Hunger, dann verzichten Sie lieber darauf. Es gibt Personen, die dieses Gefühl vor allem nach dem Konsum mit Süßstoff angereicherter Getränke haben oder wenn sie mit Süßstoff gesüßten Tee oder Kaffee trinken und nichts dazu essen. Wird aber zu den Getränken etwas gegessen oder hat ein Lebensmittel auch noch andere Energie liefernde Nährstoffe (Eiweiß, andere Kohlenhydrate – z. B. Milchprodukte), dann ist dieser Effekt nicht zu beobachten.

Vernünftig eingesetzt können Süßstoffe mithelfen, den Energiegehalt in der Nahrung zu reduzieren. Wenn Sie aber den Kaffee mit Schlagobers(-sahne) trinken und statt Zucker Süßstoff verwenden, hält sich die Einsparung in Grenzen. Hier wäre es natürlich auf alle Fälle besser auf das Obers (Sahne) zu verzichten. Ein Teelöffel Zucker hat ja ohnehin nur 20 kcal.

! Verhaltens-Tipp Nr. 26

Künstliche Süßstoffe sind fast kalorienfrei.

Gewöhnen Sie sich an weniger Süße in Ihrer Nahrung. Reduzieren Sie ganz langsam den Zucker- oder Süßstoffgehalt in den Getränken wie Tee oder Kaffee.

»Verdünnen« Sie gezuckerte Nahrungsmittel (z. B. Fruchtjogurt) mit ungezuckerten (Naturjogurt). Süßen Sie beispielsweise Müsli nur mit Trockenfrüchten oder Bananen.

Sie werden nach einiger Zeit immer weniger Süßungsmittel brauchen, es werden Ihnen sogar üblich gesüßte Produkte zu süß sein.

! Verhaltens-Tipp Nr. 27

Verwenden Sie Schritt für Schritt immer weniger Süßungsmittel!

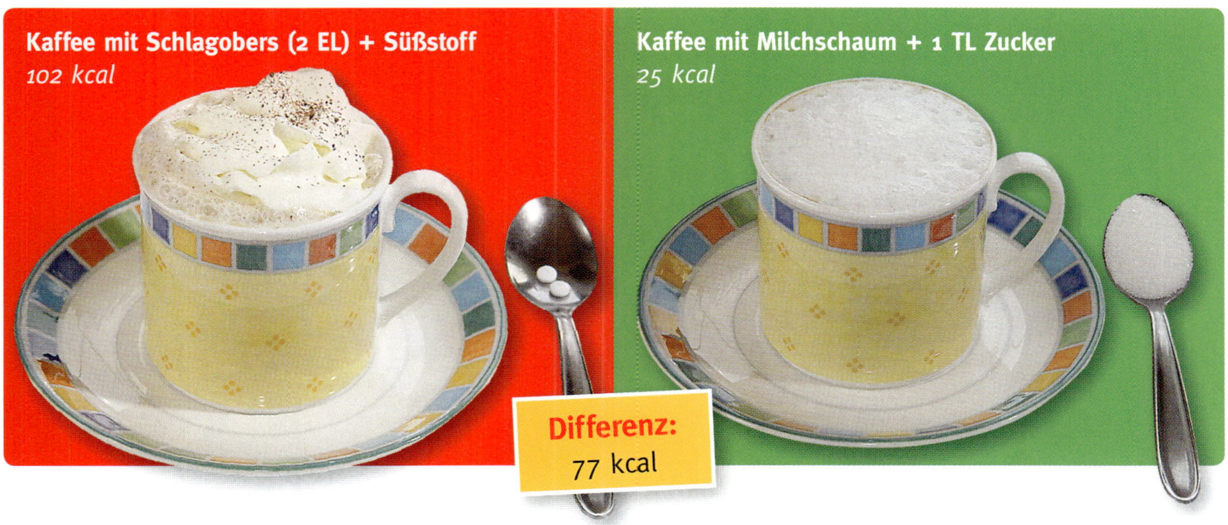
Kaffee mit Schlagobers (2 EL) + Süßstoff
102 kcal
Kaffee mit Milchschaum + 1 TL Zucker
25 kcal
Differenz:
77 kcal

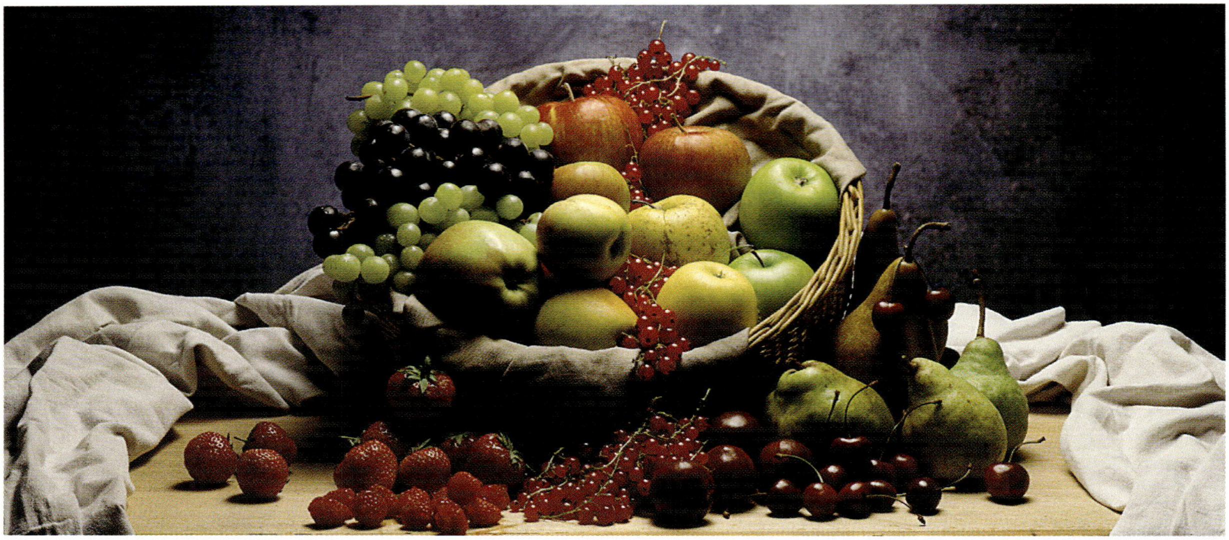

Obst

Obst ist ein ideales Nahrungsmittel, ob als Snack zwischendurch, als Dessert oder auch als Belag für Kuchen und Torten.

Alle Obstsorten sind fettfrei und haben einen beträchtlichen Anteil an Schutzstoffen wie Vitaminen, Mineralstoffen und sekundären Pflanzeninhaltsstoffen. Süße Sorten wie Bananen, Weintrauben oder auch Kirschen haben einen höheren Zuckeranteil und damit auch etwas mehr an Kalorien. Diese eignen sich hervorragend um Zucker zum Beispiel in Müslis, Cremespeisen oder auch Kuchen zu ersetzen.

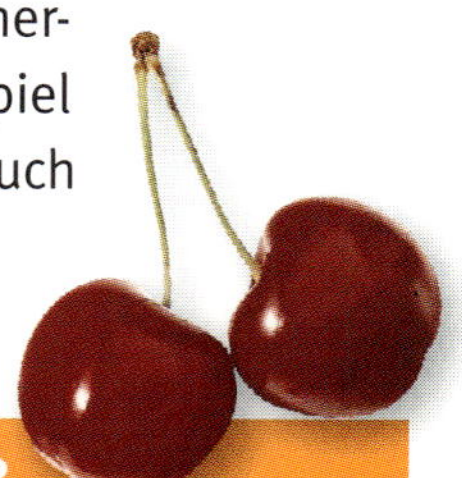

! Verhaltens-Tipp Nr. 28

Obst ist ein idealer Sattmacher und nimmt auch die Gier nach Süßem!

Angaben pro Portion	kcal	g Fett
Ananas (1 Stück = 1.000 g)	317	0,8
Apfel (1 Stück = 170 g)	81	0,6
Banane (1 Stück = 150 g)	96	0,2
Birne (1 Stück = 170 g)	83	0,5
Clementine (1 Stück = 60 g)	19	0,1
Erdbeeren (100 g)	31	0,1
Grapefruit (1 Stück = 350 g)	115	0,4
Himbeeren (100 g)	33	0,1
Kirschen (100 g)	63	0,1
Mandarine (1 Stück = 60 g)	20	0,1
Marille (1 Stück = 40 g)	15	0,0
Nektarine (1 Stück = 125 g)	65	0,1
Orange (1 Stück = 150 g)	51	0,2
Pfirsich (1 Stück = 140 g)	52	0,1
Wassermelone (100 g)	17	0,1
Weintrauben (100 g)	68	0,1

Auf Grund der enthaltenen Fruchtsäuren können einzelne Obstsorten aber auch Appetit auslösen. Viele Personen bekommen nach dem Genuss eines Apfels erst so richtig Hunger.

Wenn dies auch bei Ihnen der Fall ist, dann sollten Sie lieber zu einer anderen Obstsorte greifen.

! Fett-weg-Tipp Nr. 12

Äpfel können Hunger auslösen!

Einigen speziellen Früchten wie Ananas oder auch Papayas sagt man eine Fett verbrennende Wirkung nach. Ihre enthaltenen Enzyme sollen das Fett aus den Pölsterchen wahrlich herauslösen und sofort abbauen.

Leider werden Enzyme aber im menschlichen Verdauungstrakt abgebaut und gelangen nicht unverändert in das Fettgewebe. Diese Fett abbauende Wirkung sei deshalb in Frage gestellt.

Einzelne Obsttage eignen sich hervorragend für so genannte »Schalttage«. Das sind einzelne Tage, an denen man sehr wenig kalorienhaltige Nahrungsmittel isst und somit die Energieaufnahme einer Woche ausgleichen kann. Damit kann man nach einem Festessen, nach einem Wochenende, bei dem man mehr gegessen hat, die Energiezufuhr für einen Tag drosseln und so einer Gewichtszunahme vorbeugen.

Während eines »Obst-Schalttages« essen Sie über den Tag verteilt 700 g Obst (z. B. Erdbeeren) und trinken mindestens drei Liter ungesüßten Tee oder Mineralwasser. Um einem Eiweißmangel vorzubeugen, können Sie noch zusätzlich 100 g Magertopfen(-quark) essen.

Auch die Kombination von Obst und Getreide eignet sich hervorragend für einen Ausgleichstag.

So können Sie Reis und Äpfel kombinieren: Kochen Sie 150 g Reis und essen diesen in zwei oder drei Portionen gemeinsam mit dem aus Äpfeln hergestellten ungesüßten Kompott oder Mus.

! Verhaltens-Tipp Nr. 29

»Obsttage« eignen sich hervorragend als »Schalttage«!

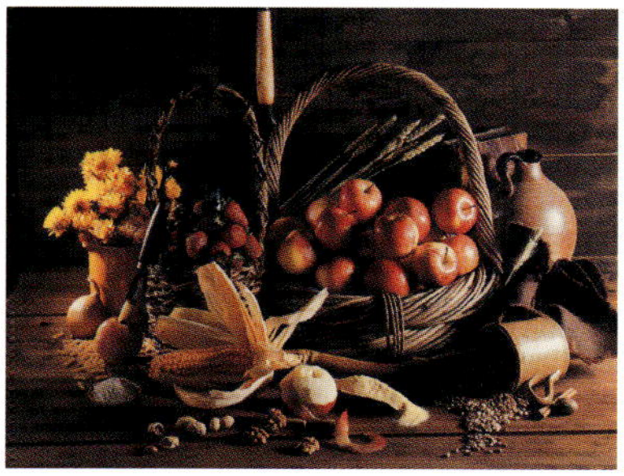

Obst und Getreide – ideal für einen Ausgleichstag.

Kleine Energiebomben sind getrocknete Früchte. So hat eine getrocknete Feige bereits 43 kcal, eine getrocknete Dattel 20 kcal, ein Stück Marille 14 kcal und eine Dörrpflaume auch immerhin 18 kcal. Hier kann man zwar »gesund« naschen, aber trotzdem beträchtliche Energiemengen zu sich nehmen.

! Fett-weg-Tipp Nr. 13

Getrocknetes Obst hat komprimierte Energie und sollte deshalb nur in kleinen Mengen gegessen werden.

1 Teller = jeweils 100 kcal

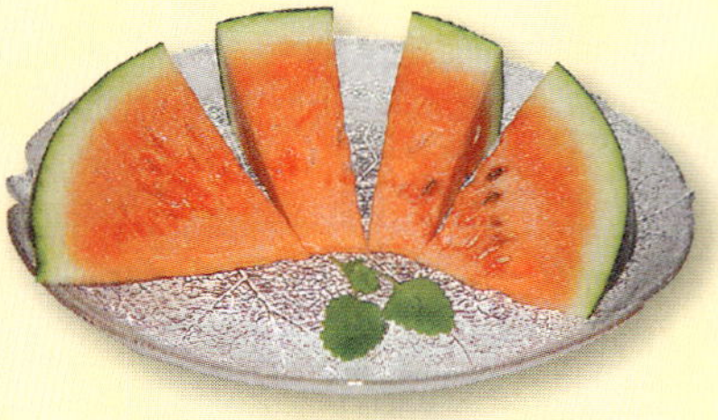

Wassermelone
588 g

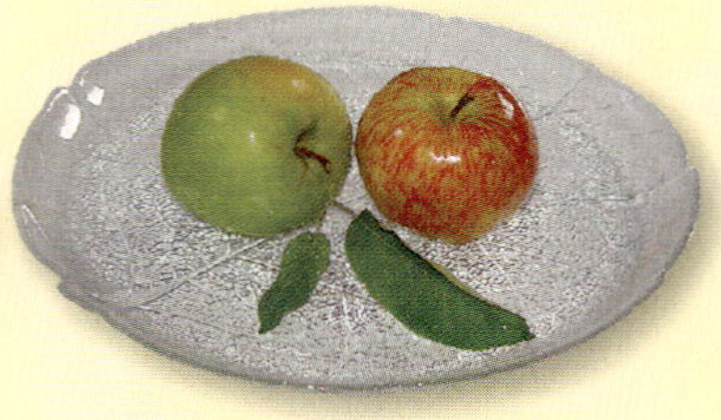

2 kleine Äpfel
208 g

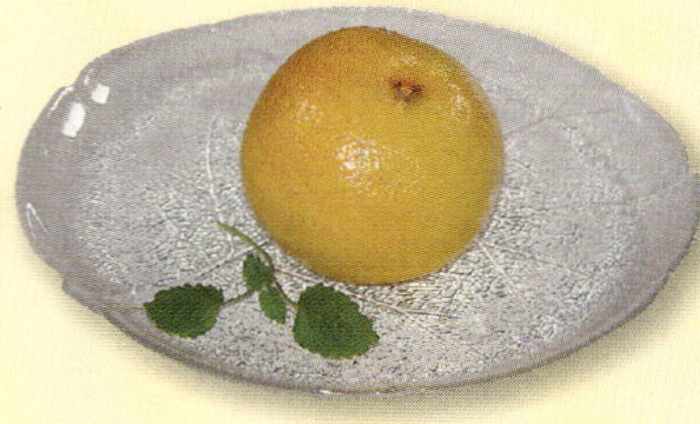

1 Stück Grapefruit
313 g

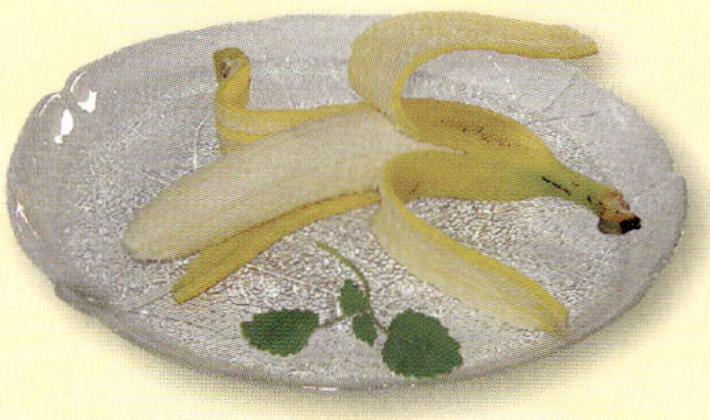

1 Stück Banane
156 g

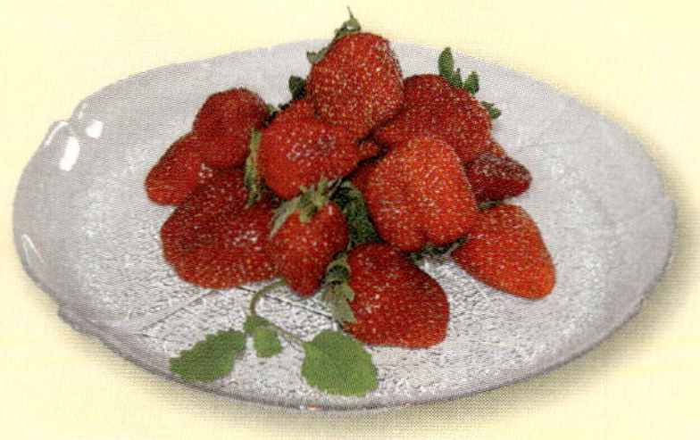

Erdbeeren
323 g

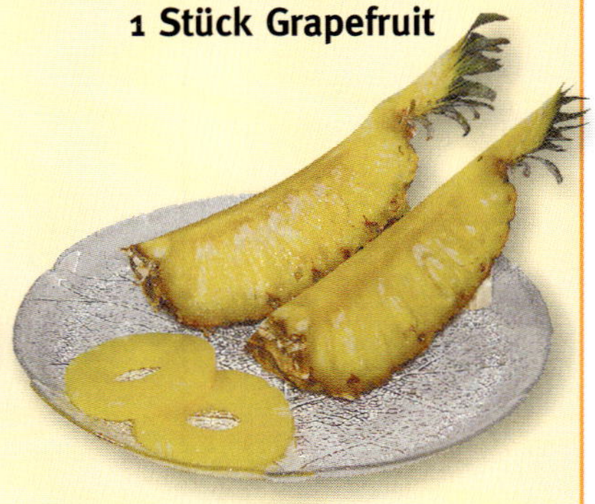

1/3 Stück Ananas
313 g

Gemüse

Gemüse ist bis auf wenige Ausnahmen sehr kalorienarm. Hier können Sie nach Herzenslust zugreifen, so oft Sie wollen.

Es hat neben zahlreichen Vitaminen, Mineralstoffen und anderen Schutzstoffen auch eine beträchtliche Menge Ballaststoffe. Diese sorgen für ein Sättigungsgefühl. Große Salatschüsseln und Gemüse als Beilage sollten bei keiner Mahlzeit fehlen.

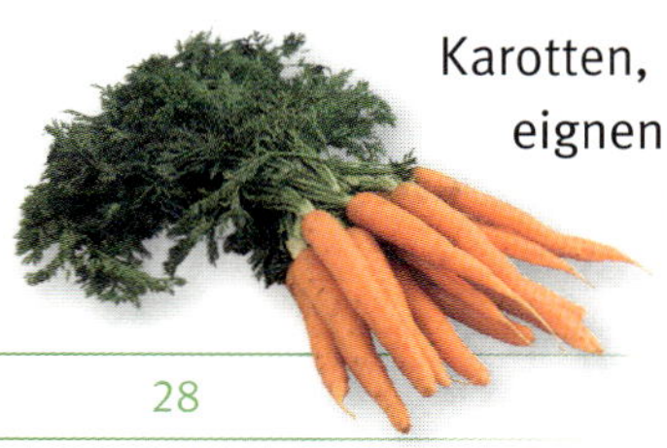

Karotten, Kohlrabi und auch Gurken eignen sich auch besonders fürs Knabbern zwischendurch.

! Fett-weg-Tipp Nr. 14

Große Gemüseportionen »verdünnen« den Energiegehalt der Nahrung.

Bei der Zubereitung von Gemüsegerichten sollte aber sparsam mit Eiern, Rahm, Obers (Sahne) und Butter umgegangen werden.

Wie Obst kann man auch Gemüse für »Schalttage« verwenden. Sie können bis zu 1.000 g vorwiegend gekochtes Gemüse über den Tag verteilt essen und sollten zusätzlich mindestens drei Liter energiefreie Flüssigkeit trinken.

1 Teller = jeweils 100 kcal

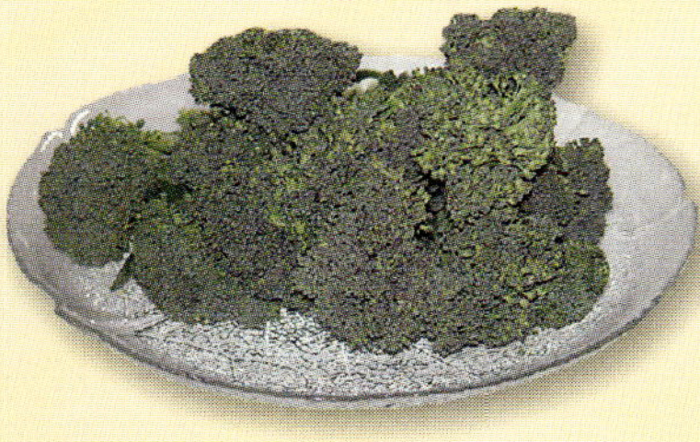

Brokkoli
488 g

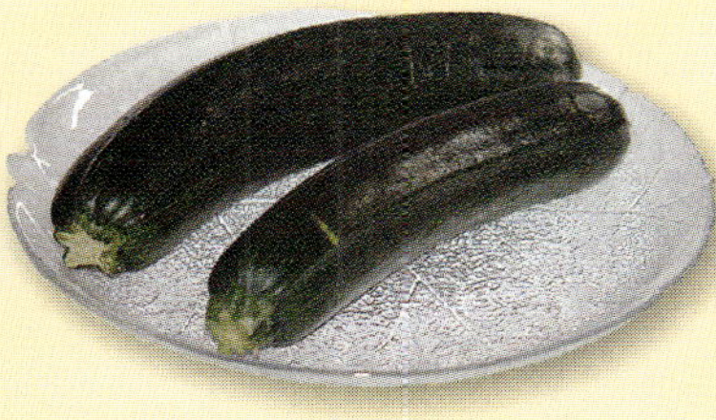

Zucchini
625 g

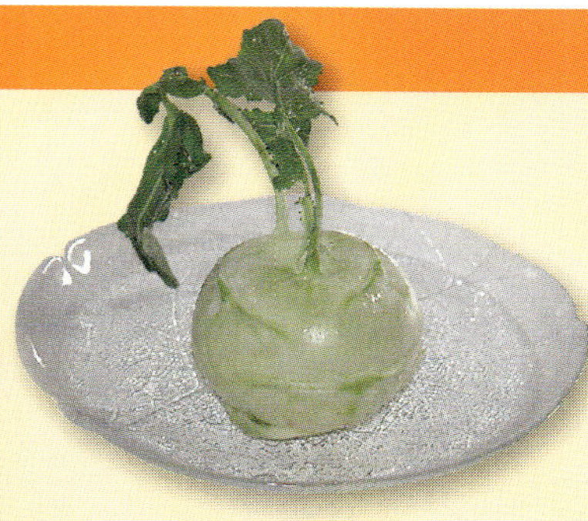

Kohlrabi
625 g

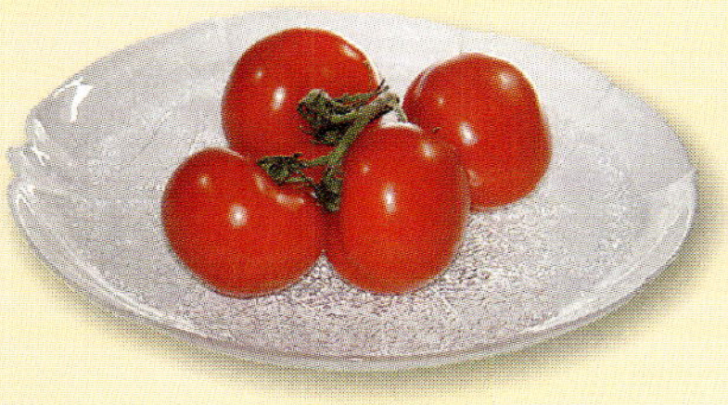

Tomaten
556 g

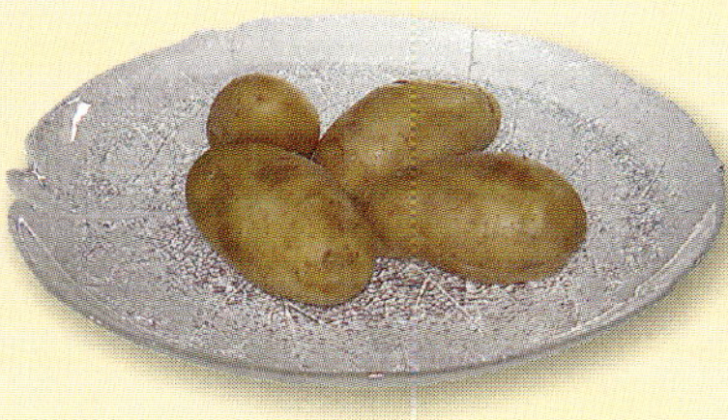

Kartoffeln
141 g

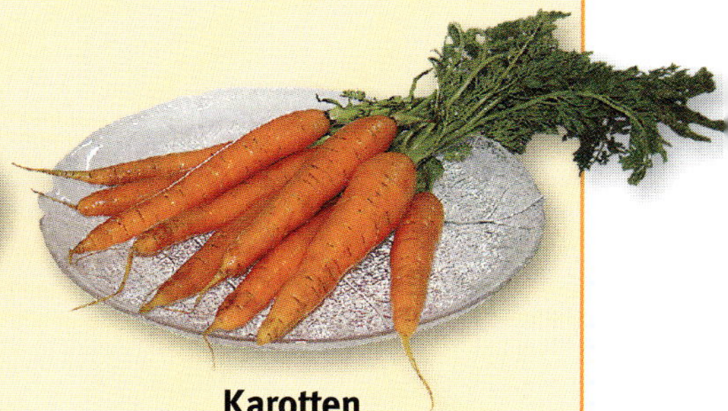

Karotten
476 g

Als »Diätessen« bieten sich Gemüsesuppen an. Ohne Einbrenn (Mehlschwitze) kann man ohne weiteres 3 Teller Suppe essen. Man kommt so zu der nötigen Flüssigkeitszufuhr, aber auch zu vielen Schutzstoffen und ist sicher satt.

Ersetzen Sie eine Mahlzeit (z. B. das Abendessen) durch ein bis zwei Teller Gemüsesuppe und essen Sie dazu ein Stück Vollkornbrot. Meiden Sie aber Rahm-, Creme- und Gulaschsuppen.

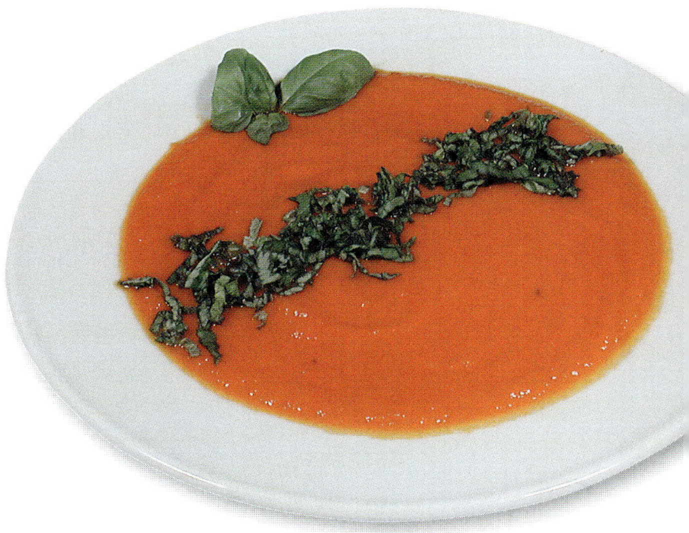

! Fett-weg-Tipp Nr. 15

Gemüsesuppen ersetzen Mahlzeiten!

Meiden Sie aber Avocados, da ein Stück von 300 g bereits 488 kcal und 53 g Fett enthält. Auch Oliven, insbesondere schwarze, sollten Sie eher selten genießen. Ein Stück hat 14 kcal und 1,4 g Fett.

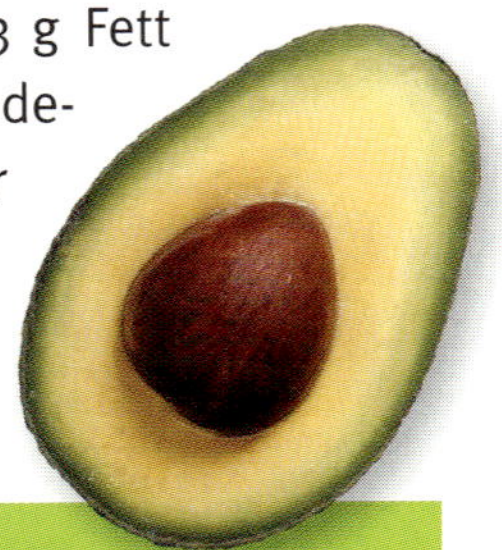

! Fett-weg-Tipp Nr. 16

Gemüse, mit Ausnahme von Avocados und Oliven, kann immer in großen Mengen gegessen werden!

Angaben pro Portion	kcal	g Fett
Artischocken (100 g)	10	0,0
Avocado (1 Stück = 300 g)	488	52,9
Brokkoli (150 g)	26	0,2
Essiggurke (1 Stück = 50 g)	4	0,1
Gurke (1 Stück = 400 g)	35	0,6
Karfiol Blumenkohl (1 Kopf = 450 g)	63	0,8
Karotte (1 Stück = 40 g)	9	0,1
Kartoffel (1 Stück = 70 g)	50	0,1
Kohlrabi (1 Stück = 150 g)	24	0,1
Kraut (1 Port. = 150 g)	37	0,3
Kürbis (1 Port. = 150 g)	28	0,2
Olive, schwarz (1 Stk. = 4 g)	14	1,4
Spargel (1 Port. = 150 g)	19	0,2
Sauerkraut (1 Port. = 150 g)	25	0,5
Tomate (1 Stück = 120 g)	21	0,3
Zucchini (1 Stück = 200 g)	32	0,7

Getreide

Neben Obst und Gemüse sollte Getreide der Hauptbestandteil Ihrer Nahrung sein. Reis, Nudeln und Brot bevorzugt aus Vollkorn sind ideale Sattmacher. Aber auch alle anderen Getreidesorten wie Gerste, Hirse, Weizen, Roggen sollten regelmäßig auf dem Speiseplan stehen.

Aus vielen Getreidearten lassen sich leckere Getreidebreis kochen. Haferflocken mit Magermilch zum Frühstück sättigen ungemein. Zum Süßen verwenden Sie einfach eine sehr reife Banane.

Aus Reis können Sie mit Fruchtjogurt einen schnellen Milchreis zubereiten. Dazu kochen Sie Reis in größerer Menge und bewahren ihn im Kühlschrank zugedeckt auf. Geben Sie den Reis zum Fruchtjogurt Ihrer Wahl und lassen das Ganze noch eine halbe Stunde stehen. Sie können statt Fruchtjogurt aber auch Magerjogurt verwenden und frisches Obst (z. B. einen geriebenen Apfel oder eine zerdrückte Banane) dazugeben. Köstlich schmeckt dieser schnelle Milchreis auch mit frischen Erdbeeren oder tropischen Früchten.

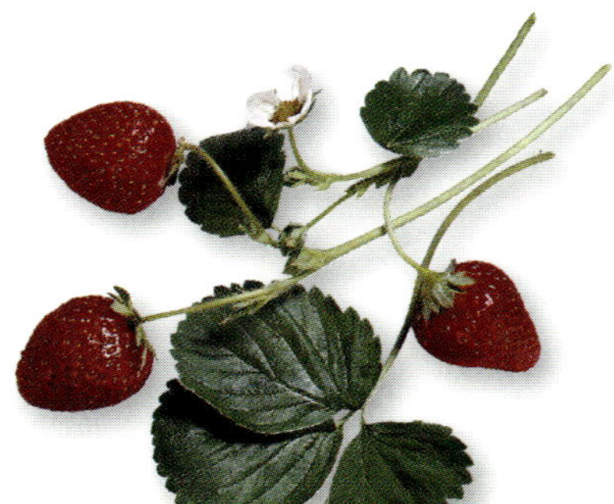

! Fett-weg-Tipp Nr. 17

Getreide, vorzugsweise Vollkorn, sättigt und liefert wertvolle Nährstoffe.

+ besonders geeignet	– nicht geeignet
Vollkornreis	Gezuckertes Müsli
Basmatireis	Weißbrot
Vollkorngetreide	Croissants
Getreideflocken	Kuchen/Torten
Vollkornbrot	Cornflakes
Reiswaffeln	Kekse
Vollkornbrot	Cracker
Müsli, ungezuckert	Käsegebäck
	Gebackene Getreidelaibchen

1 Teller = jeweils 100 kcal

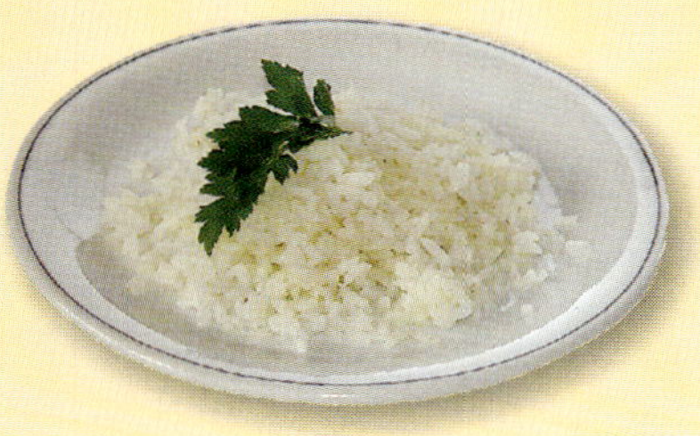

Reis, gekocht
90 g

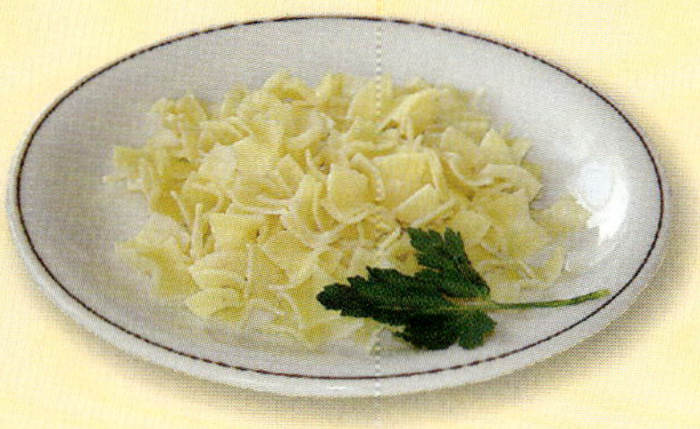

Teigwaren, gekocht
80 g

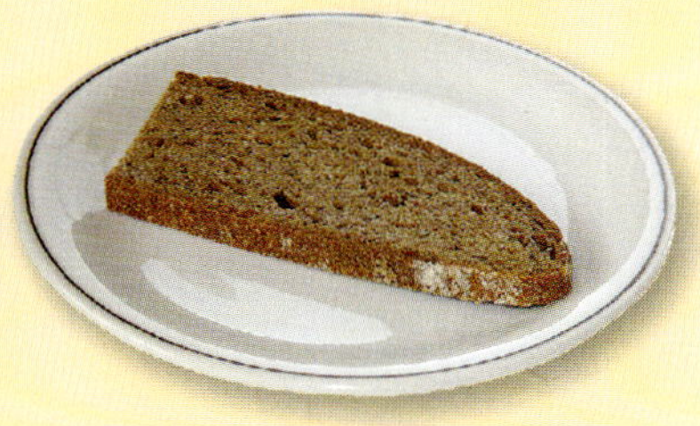

1 Scheibe Vollkornbrot
54 g

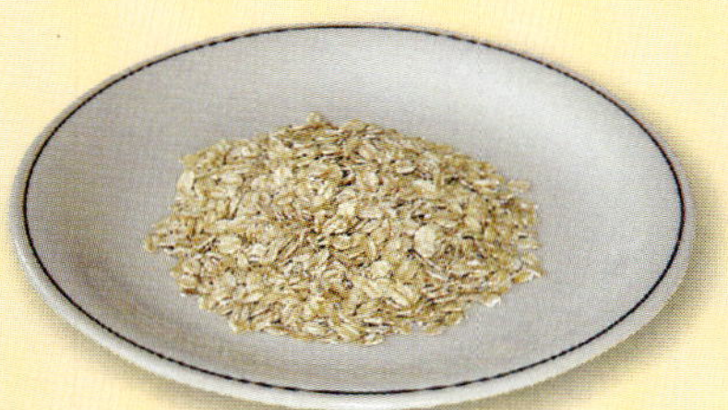

2 EL Haferflocken
27 g

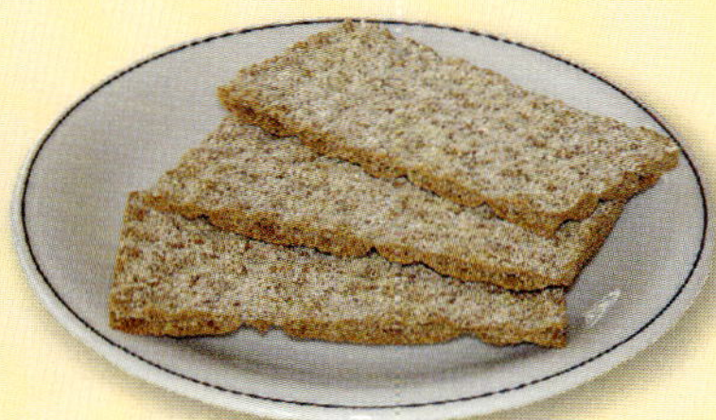

3 Scheiben Knäckebrot

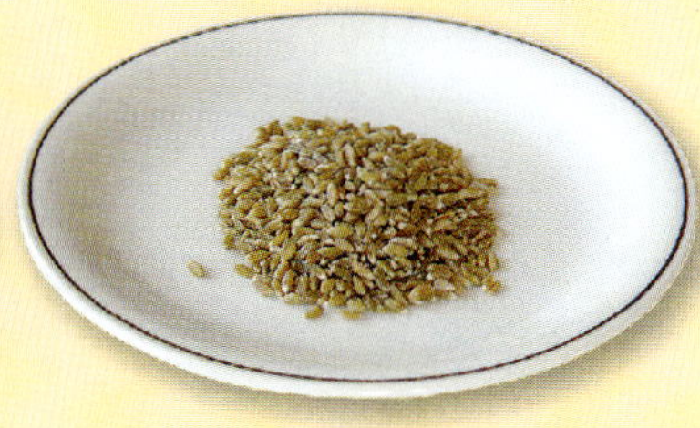

Grünkern, ungekocht
30 g

Nüsse und Samen

Nüsse und Samen zählen zu den fettreichen Nahrungsmitteln. Ihr enthaltenes Fett enthält aber mehrfach ungesättigte Fettsäuren, die für den Körper sehr wichtig sind. Sie sollten aus diesem Grund nicht gänzlich vom Speiseplan verbannt werden.

! Fett-weg-Tipp Nr. 18

Nüsse und Samen sollten auf Grund des Fettgehaltes nur sparsam verwendet werden.

Der Fettgehalt bei Nüssen und Samen liegt zwischen 65 und 37 g pro 100 g. 100 g Walnüsse oder auch Haselnüsse haben schon die Fettmenge, die man höchstens am Tag zu sich nehmen sollte. Sie belasten dadurch das Energiekonto enorm. Knabbern Sie zwischendurch 100 g geröstete Erdnüsse, dann haben Sie so nebenbei 580 kcal verspeist. Nur Maroni sind fettarm. Sie haben pro 100 g nur 198 kcal und weniger als 2 g Fett.

! Fett-weg-Tipp Nr. 19

Maroni sind fettarm und ideale Snacks in der kalten Jahreszeit!

1 Teller = jeweils 100 kcal

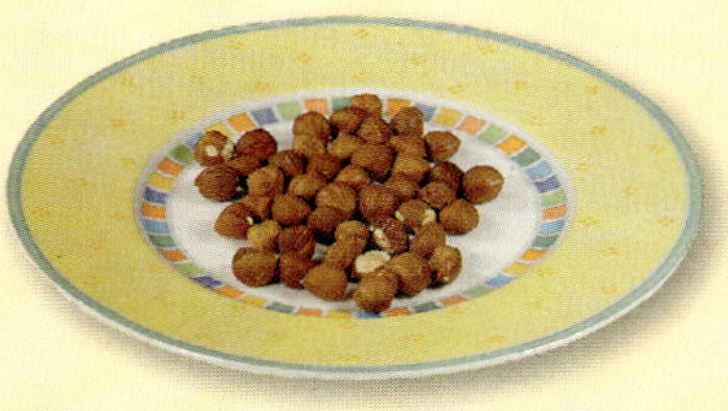

Haselnüsse
37 g

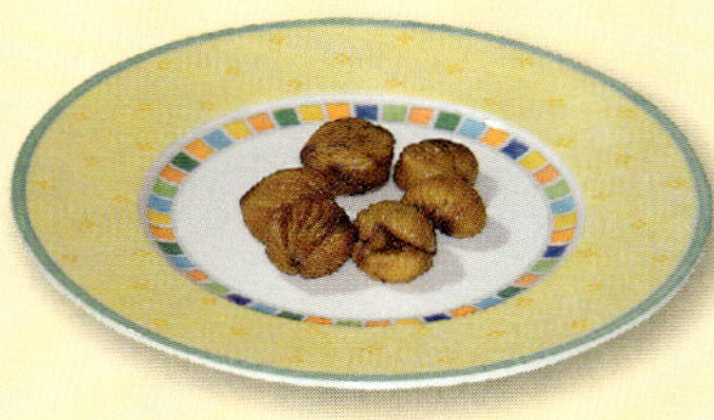

Maroni
58 g

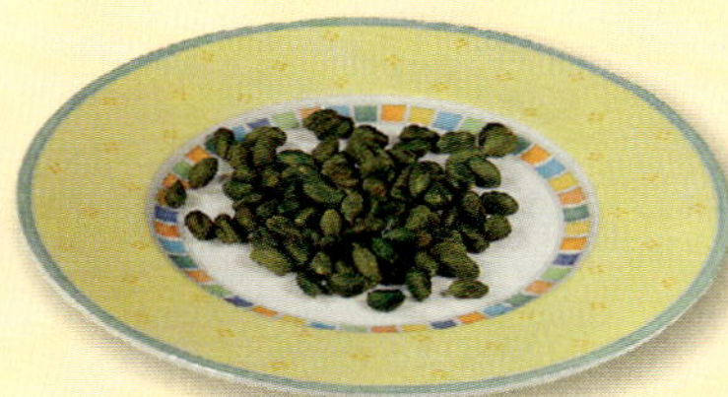

Pistazien
33 g

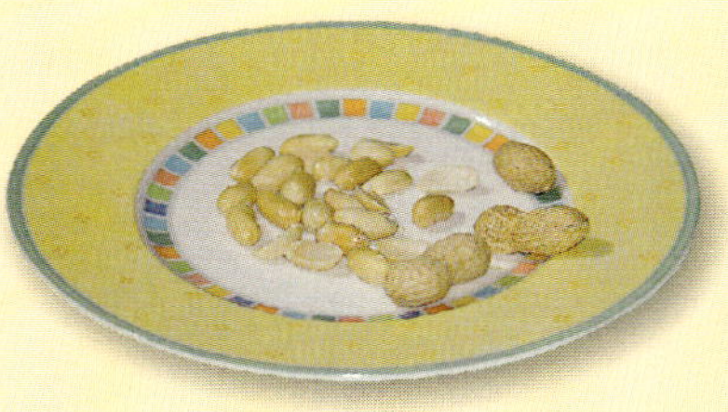

Erdnüsse
25 g

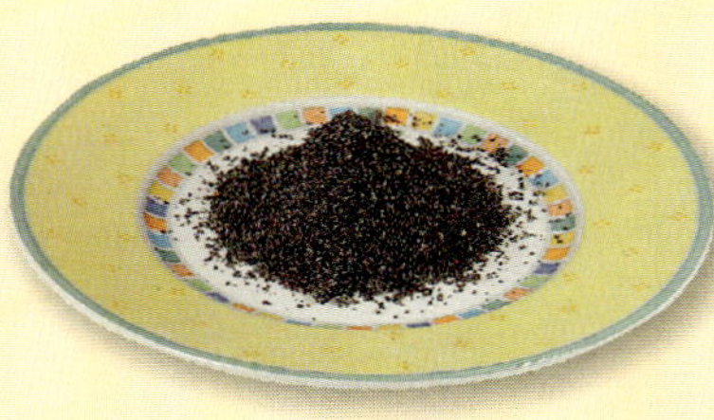

Mohn, gemahlen
21 g

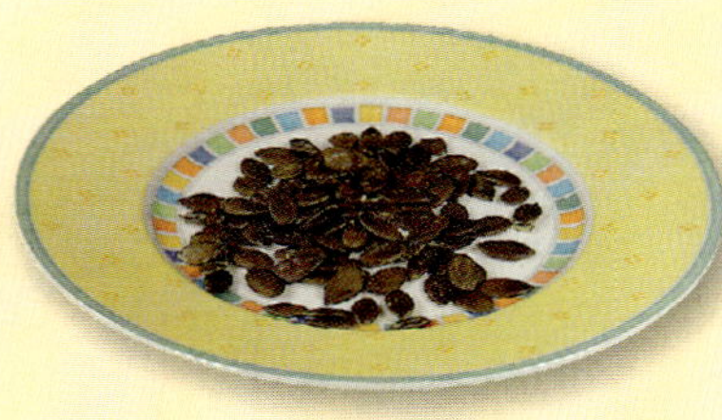

Kürbiskerne
18 g

Milch und Milchprodukte

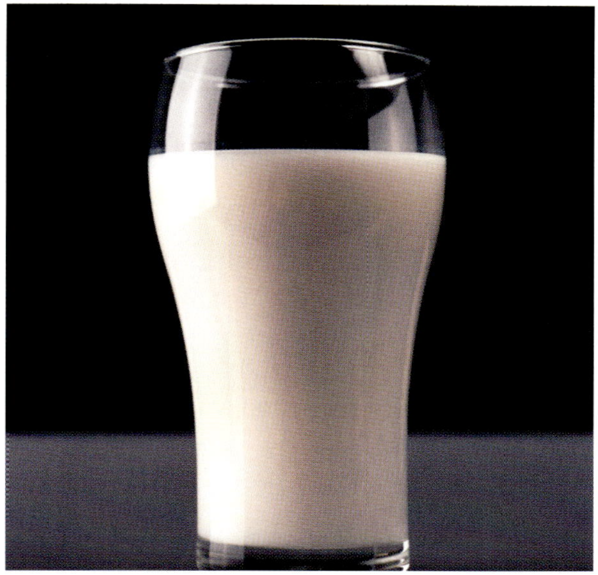

Milchprodukte sind neben Fleisch und Wurst die größten Fettlieferanten. Andererseits liefern sie aber wertvolles Eiweiß und sehr viel Kalzium. Um die Fettzufuhr zu reduzieren, sollten Sie zu fettarmen oder fettfreien Milchprodukten greifen. Die Palette ist mittlerweile enorm groß. Magere Milchprodukte haben auch noch den Vorteil, dass der Eiweiß- und Kalziumgehalt mindestens so hoch ist wie bei den fetthaltigen Varianten.

Verwenden Sie Magermilch statt Vollmilch, Magertopfen statt Topfen (Quark) mit 20, 30 oder 40 % Fett und Jogurt mit einer Fettstufe unter

1 Glas / Teller = jeweils 100 kcal

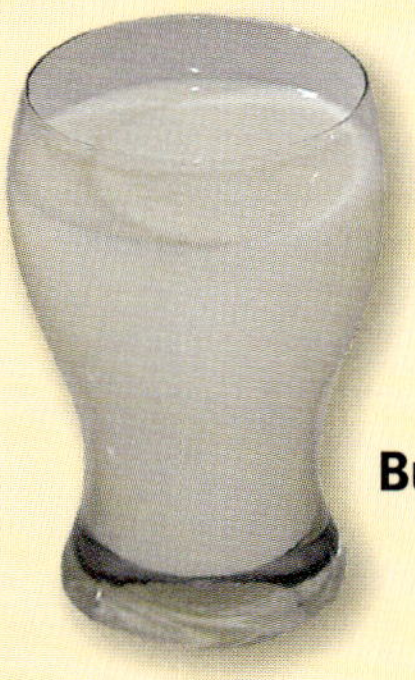

Buttermilch
240 g

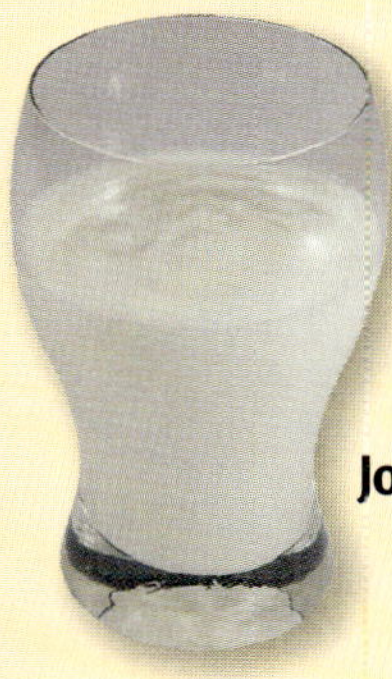

Jogurt < 1 % Fett
222 g

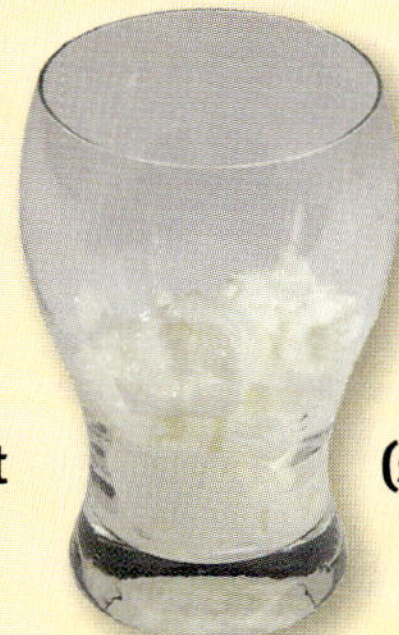

Sauerrahm (saure Sahne)
63 g

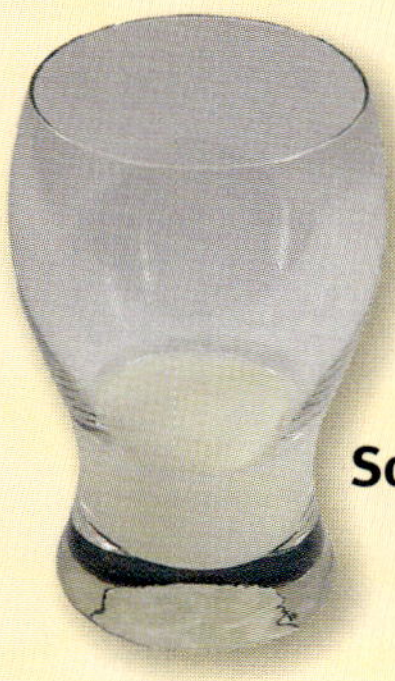

Schlagobers (-sahne)
28 g

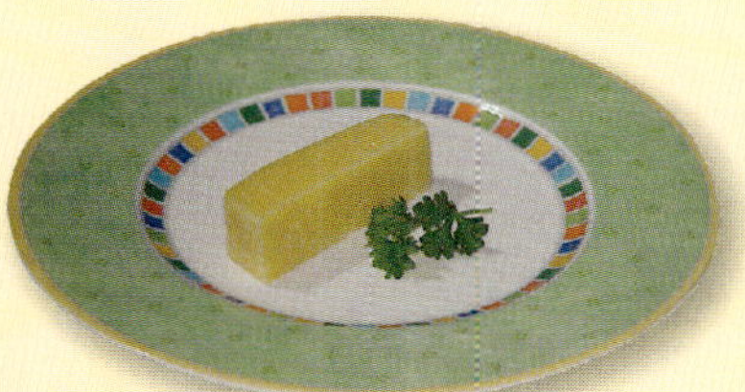

Bierkäse
47 g

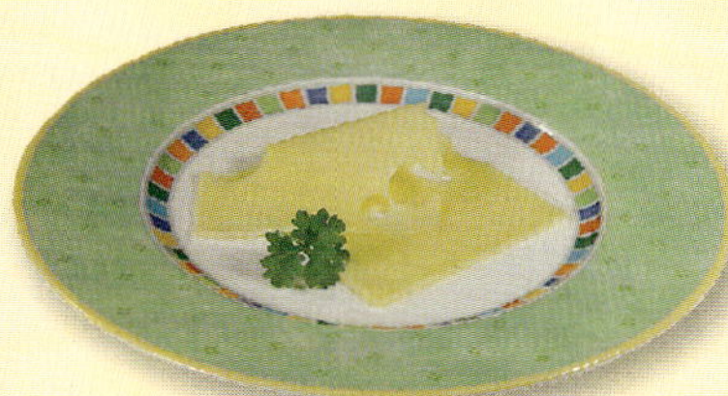

Emmentaler
27 g

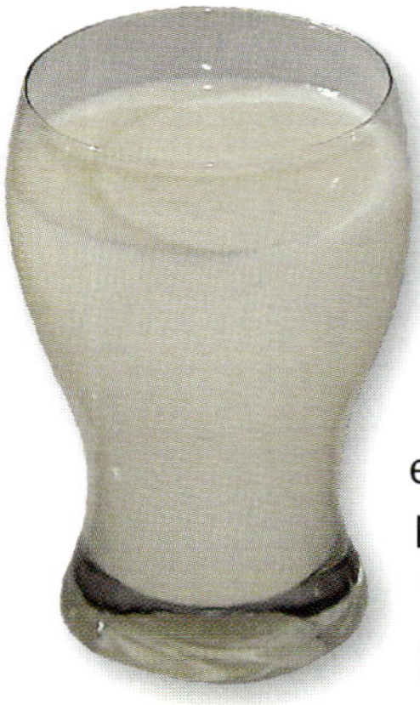

1 % oder trinken Sie Buttermilch statt Sauermilch. Buttermilch gemixt mit Mineralwasser ist übrigens ein herrlich erfrischendes Getränk.

Schlagobers(-sahne) und Sauerrahm verbannen Sie lieber von Ihrem Speiseplan. Achten Sie auch immer darauf, dass die vermeintlich fettarmen Alternativen auch wirklich fettärmer sind. Im Kapitel Zubereitung finden Sie viele Tipps, wie Sie magere Milchprodukte in der Küche einsetzen können.

Auch das Käseangebot hat mittlerweile schon sehr viele, gut schmeckende Alternativen. Magere Käsesorten haben einen Fettgehalt unter 30 % Fett in der Trockenmasse (F. i. T.).

! Fett-weg-Tipp Nr. 20

Essen Sie jeden Tag magere Milch und Milchprodukte!

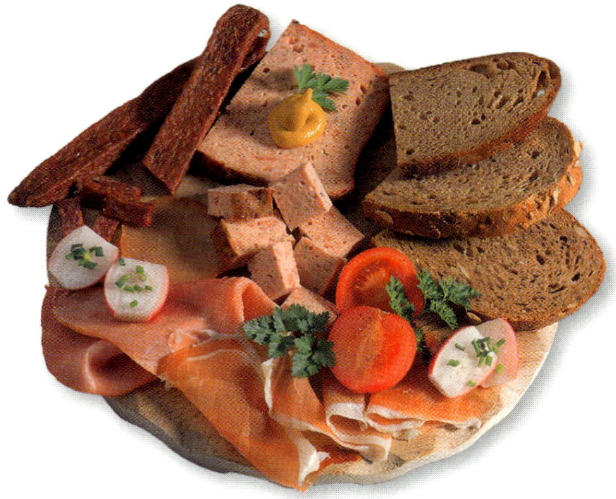

Fleisch und Wurst

Fleisch und Wurst sind die Hauptquellen an versteckten Fetten. Laut Ernährungsempfehlungen sollte man überhaupt nur 2-mal pro Woche Fleisch essen.

Greifen Sie auch hier zu fettarmen Teilstücken und lassen Sie diese auch faschieren. Machen Sie Ihren Schweinsbraten das nächste Mal lieber aus einem kurzen Karree als aus dem Schopfbraten.

+ besonders günstig	– nicht günstig
Magermilch	Schlagobers(-sahne)
Buttermilch	Sauerrahm, Crème fraîche
Molke, ungesüßt	Sauermilch, Vollmilchjogurt, Vollmilch
Magerjogurt, ungesüßt	Sahnejogurt
Jogurt ‹ 1 % Fett, ungesüßt	Käsesorten › 30 % F. i. T.
Magertopfen(-quark)	Frischkäse, Doppelrahmstufe
Käsesorten ‹ 30 % F. i. T. (Bierkäse, Quargel)	Gervais
Fettreduzierter Frischkäse	

So können Sie viel Fett einsparen. Gewöhnen Sie sich daran, dass mageres Fleisch auch immer etwas »trockener« schmeckt.

Saftig heißt immer viel Fett und damit viele Kalorien. Helfen Sie am Anfang mit Gewürzen aus.

Wild ist immer fettärmer. Verzichten Sie darauf, den Rehrücken noch extra zu spicken.

Beim Geflügel greifen Sie zu Pute und Huhn und entfernen Sie die Haut. Gans und Ente zählen zu den fettreichen Lebensmitteln.

! Fett-weg-Tipp Nr. 21

Greifen Sie zu mageren Fleischstücken und verzichten Sie beim Geflügel auf die Haut!

Schneiden Sie immer alles sichtbare Fett weg. Jedes Gramm, das Sie weggeben, gelangt auch mit Sicherheit nicht auf Ihre Hüften. Wählen Sie fettarme Zubereitungsmethoden aus. Gedünstetes, gegrilltes, gekochtes oder in Folie gegartes Fleisch ist besser als paniertes oder gebackenes. Wenn schon gebacken, dann aber mit fettfreien Beilagen wie Reis oder gekochten Kartoffeln und nicht mit Pommes oder Kroketten.

! Fett-weg-Tipp Nr. 22

Schneiden Sie immer sichtbares Fett weg!

Im Wurstangebot findet man überhaupt eine große Palette an mageren, fettarmen Sorten. Krakauer, gekochter Schinken und viele Geflügelwurst-

+ besonders günstig	– nicht günstig
Huhn und Pute ohne Haut	Gans
Mageres Kalbfleisch, Rind- und Schweinefleisch	Ente
Kaninchen	Huhn und Pute mit Haut
Wild	Fettes Fleisch
Wildgeflügel ohne Haut	Speck
Corned Beef	Leberpastete
Geflügelwurst	Leberstreichwurst
Magerer Schinken	Gebackenes Fleisch
Krakauer	Paniertes Fleisch
Fettreduzierte Wurstsorten (‹ 15 % Fett)	Fettreiche Wurstsorten (Salami, Kantwurst, Wiener, Weißwurst, Bratwurst, Burenwurst, Käsekrainer, Käsewurst, Frankfurter, Polnische, Schinkenspeck)
Geräucherte Putenbrust	
Fettreduzierte Leberpasteten	

sorten sind ideal. Speck, Salami, Kantwurst und Co. lassen Sie lieber gleich beim Fleischhauer.

Fragen Sie ruhig nach mageren Sorten, das Angebot wird laufend besser. Auch bei den Pasteten gibt es fettreduzierte Varianten.

! Fett-weg-Tipp Nr. 23

Bevorzugen Sie magere Wurstsorten und Pasteten!

Statt Wurstsalat probieren Sie eine Gemüsesülze mit Salat. Schmeckt herrlich, wenn es sehr heiß ist.

Fisch

Magere Fische wie Seelachs, Kabeljau, Rotbarsch, Scholle und Forellen gehören regelmäßig auf den Tisch. Sie sind eine wertvolle Eiweiß- und Jodquelle. Fettreich sind Lachs, Hering oder auch Makrele. Dieses Fett enthält aber Omega-Fettsäuren, die für den Körper sogar lebensnotwendig sind. Also verzichten Sie nicht auf Fisch, sondern auf Fischkonserven in Öl und auf das Panieren.

! Fett-weg-Tipp Nr. 24

Fisch sollte 2-mal pro Woche, aber nicht paniert auf den Tisch kommen!

1 Teller = jeweils 100 kcal

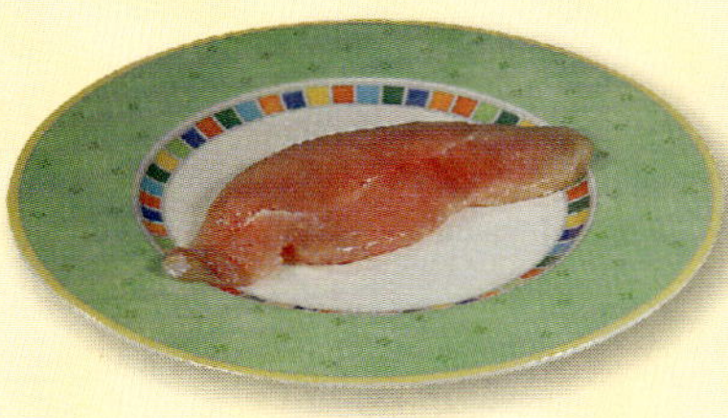

Hühnerbrust ohne Haut (roh)
98 g

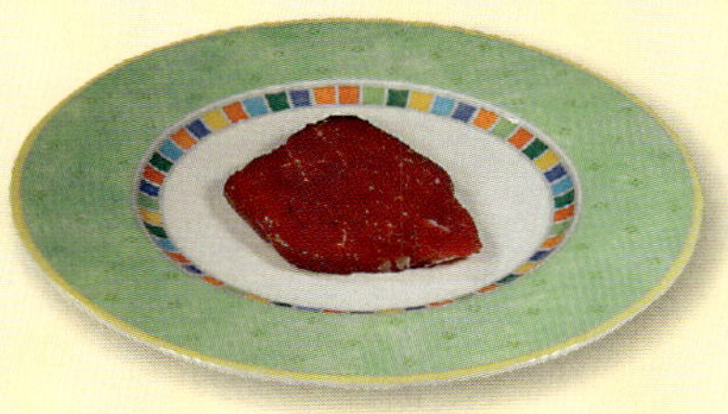

Filetsteak (roh)
83 g

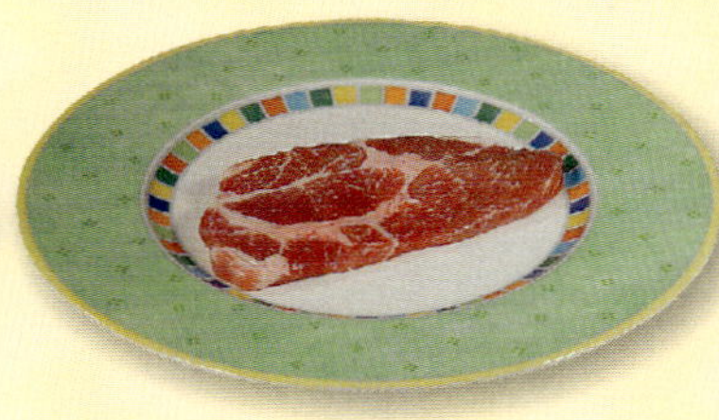

Schopfbraten fett, roh
46 g

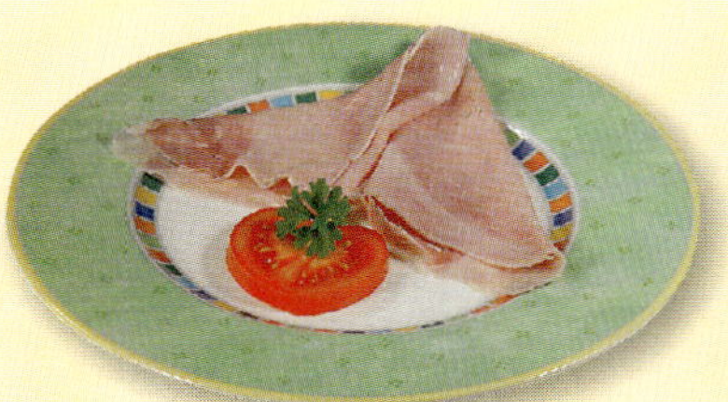

Pressschinken
50 g

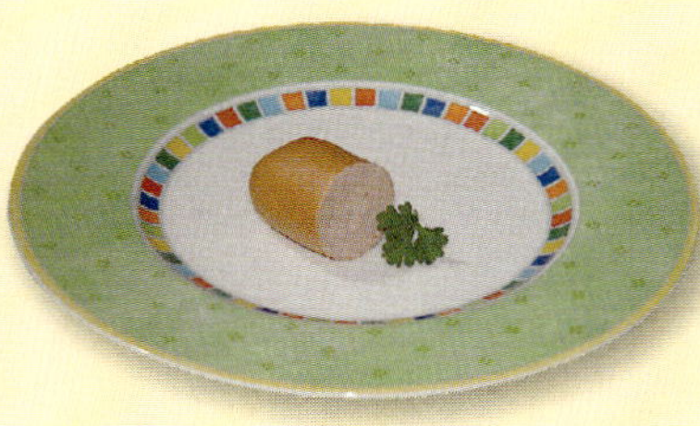

Knackwurst (ganz)
40 g

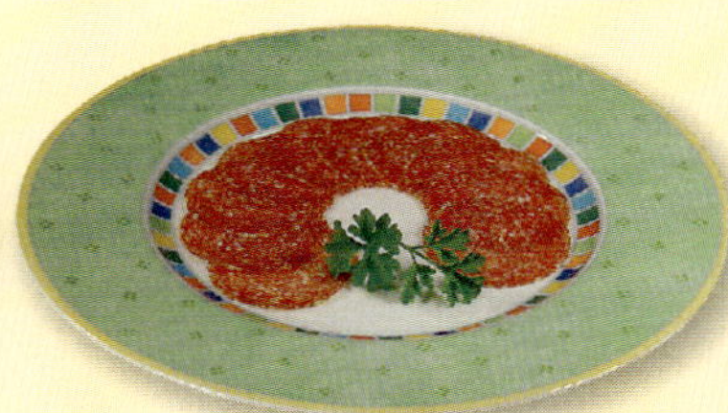

Salami
21 g

Fette und Öle

Fette und Öle sind Energie pur. Jeder Löffel bringt fast 100 kcal und 10 g Fett.

Der Energie- und Gesamtfettgehalt ist davon unabhängig, ob es ein tierisches Fett oder ein Pflanzenöl ist. Sie unterscheiden sich aber in der Fettsäure-Zusammensetzung.

Tierische Fette (z. B. Butter, Talg) und mit einer Ausnahme das pflanzliche Kokosfett haben einen hohen Anteil an gesättigten Fettsäuren, die sich ungünstig auf den Fettstoffwechsel auswirken.

! Fett-weg-Tipp Nr. 25

Sparen Sie sichtbares Fett!
Jeder Löffel Öl hat bereits 100 kcal!

Oliven-, Raps- und Erdnussöl haben einen hohen Anteil an einfach ungesättigten Fettsäuren.

Diese sind genauso wie die mehrfach ungesättigten Fettsäuren (in Distel- oder auch Keimölen) für die menschliche Ernährung viel wertvoller.

! Fett-weg-Tipp Nr. 26

Qualität geht bei der Fettzufuhr vor Quantität!

Sie brauchen das Fett aber nicht völlig aus der Nahrung verbannen. Ganz im Gegenteil, reduzieren Sie die Gesamtzufuhr und greifen Sie vorwiegend zu Fetten mit einem hohen Anteil an mehrfach ungesättigten Fettsäuren.

Wenn Sie Ihr Gewicht halten möchten, dann sollte die tägliche Fettzufuhr bei ungefähr 70 Gramm pro Tag liegen, wollen Sie aber abnehmen, dann reduzieren Sie die Fettmenge auf 40 Gramm pro Tag.

! Fett-weg-Tipp Nr. 27

70 Gramm Fett fürs Gewichthalten und 40 Gramm Fett pro Tag fürs Abnehmen!

Gehen Sie bei der Zubereitung sparsam mit Fetten und Ölen um. Verzichten Sie auf fettreiche Zubereitungsmethoden wie Panieren, Frittieren oder auch Ausbacken. Mit beschichteten Pfannen kann man Fett einsparen, man braucht nur ganz kleine Mengen.

Bei den Streichfetten gibt es auch schon eine breite Palette an Light-Produkten. Butter mit bis zu 40 % weniger Fett wird als Halbfett- oder Jogurtbutter angeboten und Margarine gibt es auch mit Fettstufen ab 40 %. Achten Sie aber darauf, dass Diätmargarine nicht immer auch eine »Leicht-Margarine« ist. Diät steht sehr oft nur für die Fettsäurezusammensetzung. Wenn diese einen hohen Anteil an günstigen Fettsäuren enthält, kann es sich um eine Diätmargarine handeln. Schauen Sie deshalb auch noch auf den Fettgehalt, auch bei einer Diätmargarine sollte dieser reduziert sein.

! Fett-weg-Tipp Nr. 28

Diätmargarine bedeutet nicht immer weniger Fett!

Getränke

Trinken Sie reichlich, auch wenn Sie keinen Durst verspüren. Erst bei einem Flüssigkeitsverlust von 0,5 % des Körpergewichtes kommt es zum Durstgefühl.

Wenn man abnimmt, sollte man mindestens 2 Liter Flüssigkeit pro Tag zu sich nehmen. Besonders geeignet sind Wasser, Mineralwasser, ungesüßte Tees und verdünnte Fruchtsäfte.

Völlig ungeeignet sind alle zucker- und/oder koffeinhaltigen Getränke. Stark zuckerhaltige Durstlöscher haben nicht nur reichlich Energie (1 Liter hat über 400 kcal), sondern steigern auch noch die Flüssigkeitsausscheidung mit dem Harn über die Niere. Genauso wie bei koffeinhaltigen Getränken (Kaffee, schwarzer Tee, koffeinhaltige Limonaden) werden über die Nieren nicht nur Wasser, sondern auch Mineralstoffe ausgeschieden, die aber durch diese Getränke nicht ersetzt werden.

Neben dem zusätzlichen Flüssigkeitsverlust kommt es auch noch zur Mineralstoffverarmung in den Zellen. Darum immer zu jeder Tasse Kaffee ein Glas Wasser trinken.

Koffein verstärkt auch im Körper den Fettabbau. Eine nachweisbare Wirkung erzielt man aber erst nach sehr vielen Tassen koffeinhaltiger Getränke, da der Koffeineffekt auch immer nur von kurzer Dauer ist und dementsprechend viele »Einzeldosen« notwendig sind.

! Verhaltens-Tipp Nr. 30

Trinken Sie mindestens 2 Liter zucker- und/oder koffeinfreie Getränke pro Tag!

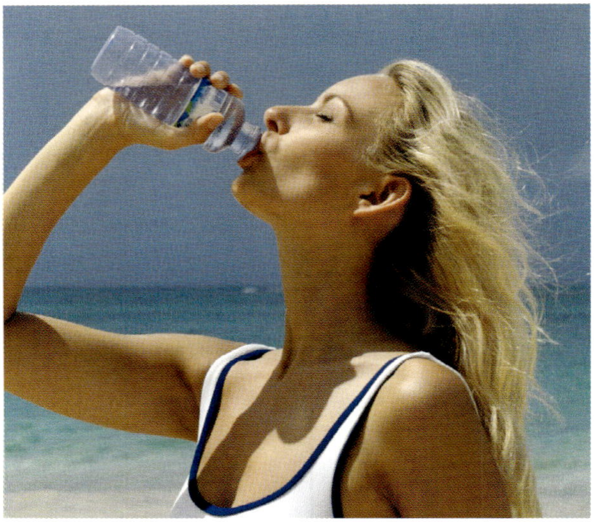

Wasser, Mineralwasser

Die ideale Form des Flüssigkeitsersatzes ist Wasser. Wasser ist geschmacklich aber nicht absolut neutral, da verschiedene Geschmackskomponenten in unterschiedlichem Ausmaß auftreten. Dies hängt mit den in jedem natürlichen Wasser gelösten chemischen Inhaltsstoffen, aber auch mit physikalischen Faktoren z. B. der Wassertemperatur zusammen.

Der Konsum von Mineralwasser hat den Vorteil, dem Körper nicht nur Flüssigkeit zuzuführen, sondern auch Mineralstoffe und Spurenelemente, die bei der Abgabe von Flüssigkeit (Schweiß, Urin, ...) dem Körper ständig verloren gehen. Der gleichzeitige Ersatz von Wasser und Mineralstoffen ist daher günstig.

Die bei Mineralwasser übliche Zugabe von Kohlensäure erfolgt aus geschmacklichen Gründen und stabilisiert das Wasser. Gesundheitliche Nachteile entstehen dadurch nicht. Wer aber die Kohlensäure nicht verträgt, kann ganz einfach zu stillen Wässern greifen.

Verhaltens-Tipp Nr. 31

Wasser und Mineralwasser sind ideale Durstlöscher. Nehmen Sie immer eine kleine Flasche in Ihr Handgepäck!

Tee

Tee ist, wenn er ungesüßt getrunken wird, ein kalorienfreies Getränk, das aber auch noch Kalium, Mangan, Vitamin B1 und B2 aber auch Fluor liefert. Tee enthält aber auch so genannte Polyphenole. Diese können vor der Entstehung von Arteriosklerose und auch Krebserkrankungen schützen.

Die Dosis dieser Schutzstoffe ist im grünen Tee höher als im Schwarztee. In Tierversuchen konnte bereits gezeigt werden, dass sowohl grüner als auch schwarzer Tee einen Schutzeffekt gegen die Entstehung einzelner Krebsarten haben.

Dazu ist aber anzumerken, dass die gesundheitsfördernden Wirkungen noch weiterer Studien beim Menschen bedürfen. Fluor und Polyphenole im Tee schützen auch vor der Entstehung von Karies. Die enthaltenen Gerbstoffe beruhigen Magen und Darm und haben eine leicht stopfende Wirkung. Der Nachteil ist, dass diese Stoffe die Verfügbarkeit von Eisen bis zu 50 % reduzieren können, da sie mit Eisen schwer lösliche Komplexe bilden. Aus diesem Grund sollte Tee nicht zu oder unmittelbar nach den Hauptmahlzeiten getrunken werden. Das enthaltene Koffein ist identisch mit dem des Kaffees, es wirkt aber meist schwächer, da es mit den Gerbsäuren auch Verbindungen eingehen kann, die dann nicht in den Organismus aufgenommen werden können.

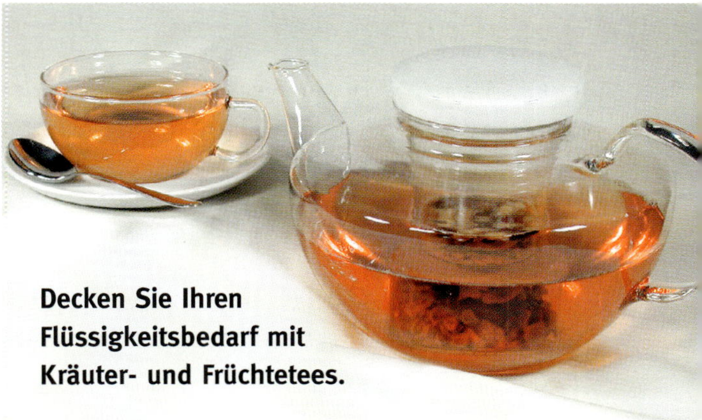

Decken Sie Ihren Flüssigkeitsbedarf mit Kräuter- und Früchtetees.

Auch grüner Tee enthält Koffein. Im Gegensatz zu schwarzem Tee werden beim grünen Tee die Blätter vor dem Trocknen nicht fermentiert, sondern nur mit heißem Dampf behandelt.

Durch das Dämpfen nimmt der Gehalt an sekundären Pflanzeninhaltsstoffen (= Schutzstoffe in den Pflanzen) nur geringfügig ab.

Grüner Tee ist demnach besonders reich an so genannten Polyphenolen, die im Körper freie Radikale abfangen können. Zusätzlich enthält grüner Tee mehr Gerbstoffe (Tannine) und ist deshalb viel herber im Geschmack.

Versuchen Sie auch Ihren Flüssigkeitsbedarf mit verschiedenen Kräuter- und Früchtetees zu decken. Bereiten Sie bereits nach dem Aufstehen und gleich bei Arbeitsbeginn eine große Kanne Tee zu. Diese stellen Sie sich in Sichtweite, damit Sie immer daran erinnert werden auch laufend zu trinken.

In der kalten Jahreszeit geben sie diesen heiß in eine Thermoskanne, im Sommer erst nach dem Abkühlen. Wenn Sie den Tee auch noch in den Kühlschrank stellen, dann haben Sie einen köstlichen Eistee.

Achten Sie aber darauf, dass möglicherweise typische rote Teesorten, wie Hagebutte, Hibiskus oder Malve, den Appetit anregen können. Wechseln Sie regelmäßig Ihre Teesorte.

Fruchtsäfte, Fruchtnektare, Limonaden

Fruchtsäfte sind ohne Zuckerzusatz, haben aber einen beträchtlichen Gehalt an natürlichem Fruchtzucker und damit auch reichlich Kalorien. 1 Liter Orangensaft hat 448 kcal. Aus diesem Grund sollten Fruchtsäfte immer verdünnt (1 : 3) getrunken werden. Ideal ist die Kombination mit Mineralwasser, da erhalten Sie ein wunderbares »Elektrolyt-Getränk«.

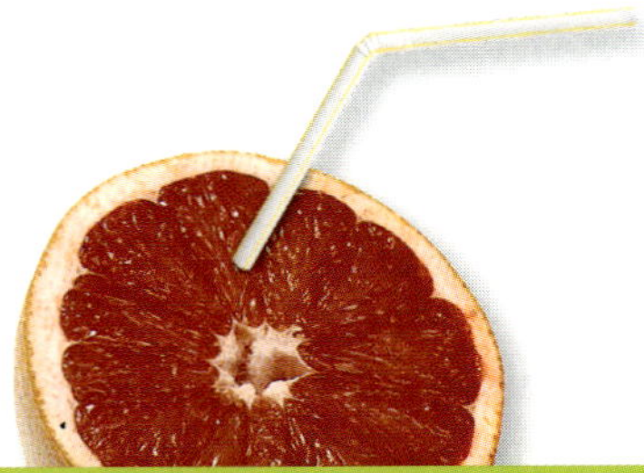

! Fett-weg-Tipp Nr. 29

Fruchtsäfte immer mit Wasser oder Mineralwasser verdünnen!

Nektare sind wie Limonaden gezuckert. Zuckerfreie Varianten enthalten künstliche Süßstoffe, die die Energiebilanz nicht belasten. Schauen Sie deshalb ganz genau auf das Etikett.

Zuckergehalt in Fruchtsäften, Fruchtnektaren und Limonaden

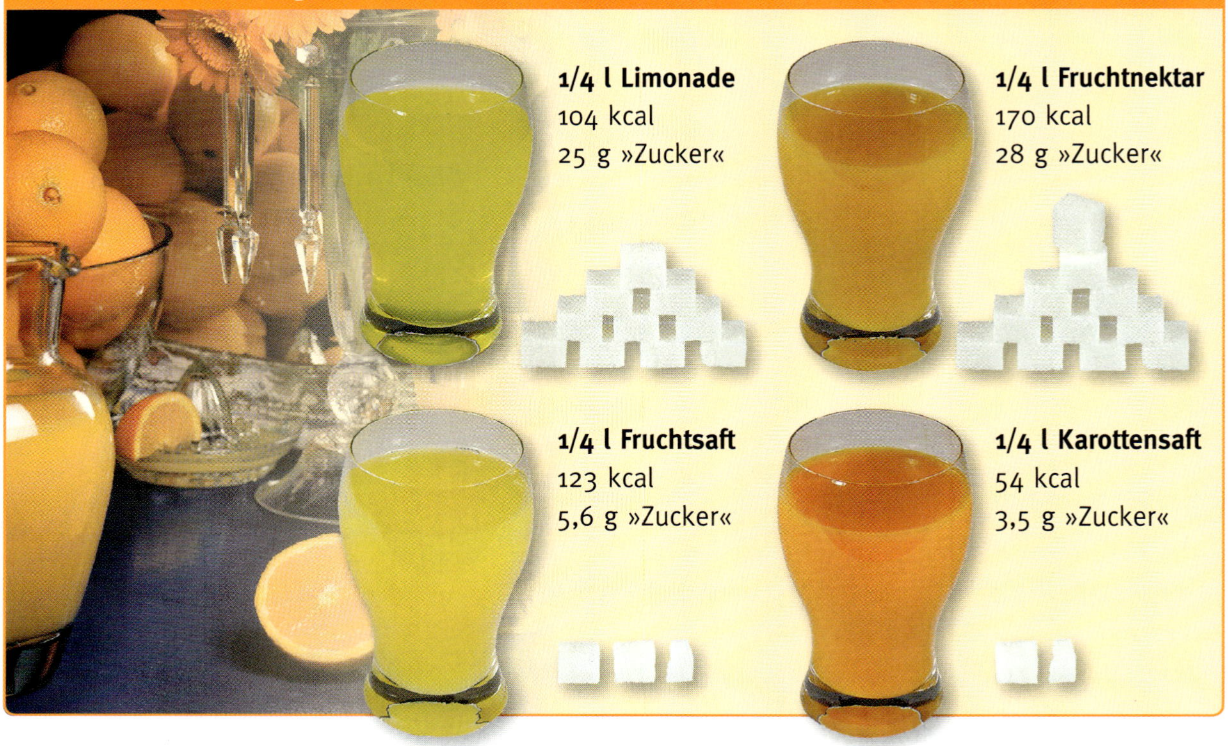
1/4 l Limonade
104 kcal
25 g »Zucker«
1/4 l Fruchtnektar
170 kcal
28 g »Zucker«
1/4 l Fruchtsaft
123 kcal
5,6 g »Zucker«
1/4 l Karottensaft
54 kcal
3,5 g »Zucker«

Alkohol

Es ist bekannt, dass alkoholische Getränke zum Teil beträchtliche Energiemengen enthalten. Ein Glas Rotwein (1/8 l) enthält rund 90 kcal, eine Halbe Bier 200 kcal und ein Glas Sekt um die 70 kcal. Neueste Untersuchungen haben auch ergeben, dass Alkohol den Appetit anregt und zusätzlich den Fettabbau stark einschränkt. Darum spielt er bei Gewichtsproblemen eine weit größere Rolle als bisher angenommen. Er wird zwar sofort verbrannt, dadurch wandert aber das Nahrungsfett unmittelbar in die Fettzellen und lagert sich als Fettpölsterchen ab. Der beliebte Verdauungsschnaps nach fettem Essen ist demnach ein Garant für eine Gewichtszunahme.

Angaben pro Portion	kcal
Bier, 1 Halbe	194
Bockbier, 1 Halbe	299
Champagner, 0,1 l	79
Likör, 2 cl	65
Most, 1/4 l	107
Obstler, 2 cl	50
Rotwein, 1/8 l	90
Sekt, 0,1 l	79
Weißwein, 1/8 l	90
Whiskey, 4 cl	100

! Fett-weg-Tipp Nr. 30

Alkohol fördert den Appetit, drosselt den Fettabbau und liefert noch reichlich Energie. Deshalb sollte so wenig wie möglich davon getrunken werden!

Alkoholhaltige Cocktails haben es in sich. Mit Obers (Sahne), Hagelzucker oder süßen Likören zubereitet, sind sie wahre Kalorienbomben. Greifen Sie lieber zum Glas Sekt (70 kcal) oder zum Campari-Soda (75 kcal).

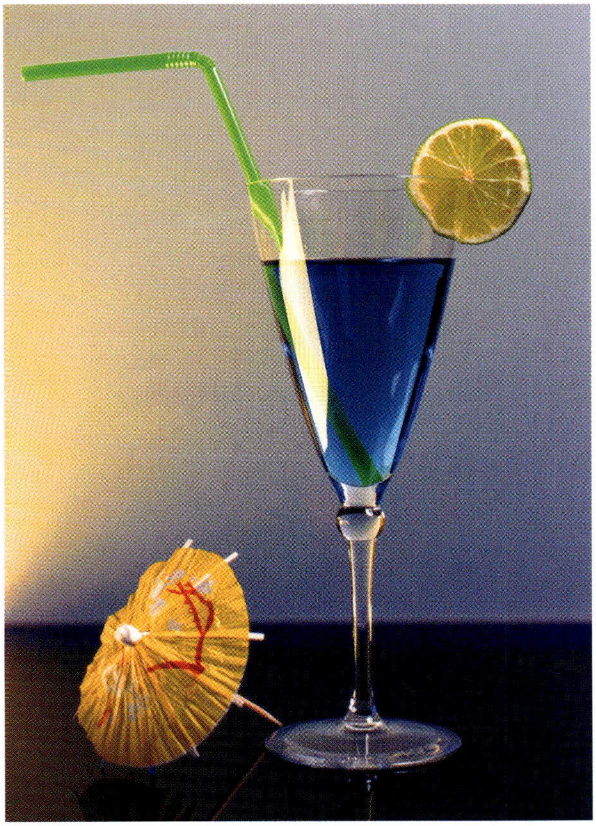

Alkoholische Getränke schaden Ihrer Figur.

Einkaufen

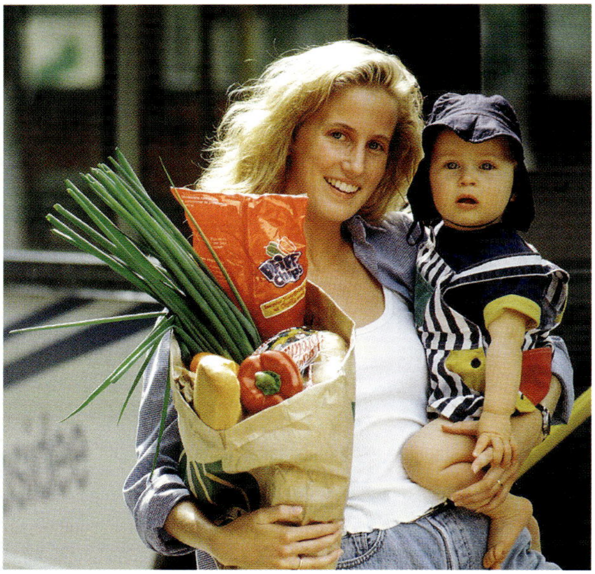

Das richtige Einkaufen ist bereits der erste Schritt zur Gewichtsreduktion. Aus diesem Grund sollten Sie sich für Ihren nächsten Einkauf auch mehr Zeit nehmen. Wer schnell durch die Gänge saust, hat wenig Möglichkeit, genau aufs Etikett zu schauen.

Vorplanen und Einkaufslisten

Wichtig am täglichen oder wöchentlichen Einkauf ist der Einkaufszettel. Diesen kann man in aller Ruhe vorbereiten. Im Geschäft sucht man dann nur mehr die Produkte, die auf der Liste stehen. Damit lässt man sich kaum von Lockangeboten zum Kauf verführen. Keine Produkte kaufen, die nicht auf dem Zettel vermerkt sind. Preisgünstige Großpackungen erweisen sich auch nicht immer als Schnäppchen und das zweite oder dritte Stück gratis ist zwar gut für die Brieftasche, aber stellen Sie sich die Frage, ob Sie von diesem Produkt tatsächlich so eine große Menge brauchen.

Bedenken Sie auch, dass Sie durch »Animationen« wie Musik, verführerische Düfte und angenehme Beleuchtung zum Kauf angeregt werden sollen.

Frischwaren wie Fleisch werden speziell beleuchtet, damit sie auch besonders appetitlich aussehen. Der Duft nach frischem Gebäck verlockt dazu, dass man kräftig zugreift.

! Verhaltens-Tipp Nr. 32

Einkaufslisten helfen bei der bewussten Auswahl der Lebensmittel!

Kaufen Sie keine unnötigen Vorräte, vor allem nicht Leckereien ein, denen Sie dann nur schwer widerstehen können. Alles was Sie nach Hause tragen, wird auch irgendwann gegessen. Vorräte für unerwartete Gäste sind nicht empfehlenswert. Wer unangemeldet kommt, kann nicht erwarten, dass groß aufgetischt wird.

! Verhaltens-Tipp Nr. 33

Legen Sie keine unnötigen Vorräte an!

Niemals hungrig einkaufen

Neben dem Vorplanen und dem Einkaufszettel ist es auch wichtig, dass man satt ist, wenn man sich dem verlockenden Lebensmittelangebot aussetzt. Ein leerer Magen und Hungergefühl verleiten immer dazu, dass man mehr kauft, zu größeren Portionen greift und besonders viele Produkte mit einem hohen Fett- und Zuckeranteil mitnimmt.

Sobald diese Lebensmittel dann zu Hause im Kühlschrank oder Küchenkasten verstaut sind, werden diese auch gegessen. Daher stets mit vollem Magen und vor allem mit Einkaufszettel einkaufen gehen.

! Verhaltens-Tipp Nr. 34

Gehen Sie nur einkaufen,
wenn Sie auch satt sind!

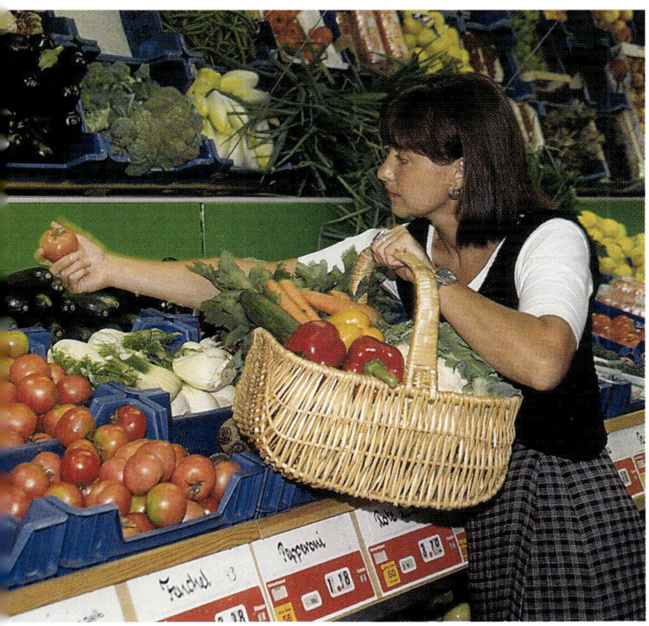

Schau aufs Etikett

Im Supermarkt muss man sich unbedingt die Zeit nehmen, um die Etiketten der Lebensmittel genauestens zu lesen.

Es ist sehr aufschlussreich, wie unterschiedlich ein Produkt von verschiedenen Herstellern produziert wird. Die Zutatenliste gibt wichtige Informationen.

Sie ist nach der zugesetzten Menge gereiht.

Blicken Sie aber auch auf die Nährwertangaben. Es ist mittlerweile üblich, diese Informationen auf den Verpackungen anzugeben.

! Verhaltens-Tipp Nr. 35

Ein Blick aufs Etikett hilft Ihnen bei der Auswahl der richtigen Lebensmittel!

Wichtig ist vor allem den Fett- und Zuckergehalt zu überprüfen. Jogurt wird sowohl mit 1 % Fett, als auch mit 3,6 % Fett angeboten.

Der Griff zum 1%igen Jogurt sollte unbedingt zur Selbstverständlichkeit werden. Es verhält sich mit vielen anderen Lebensmitteln genauso.

Im Laufe der Zeit weiß man schon, zu welchen Produkten von welchem Erzeuger man greifen muss, um Fett und Zucker zu sparen.

! Verhaltens-Tipp Nr. 36

Lesen Sie die Zutatenliste,
aber auch die Nährwertangaben!

Kochen und Zubereiten

Die traditionelle Küche richtet sich mit ihren Zutaten noch immer an schwer arbeitende Menschen, die nur mit hohen Fettmengen ihre Energiezufuhr überhaupt decken können.

Durch den Wandel der Gesellschaft, durch die Technologisierung wird aber heute wesentlich weniger Energie benötigt als vor einiger Zeit. Diesem niedrigen Energie- und somit auch Fettbedarf werden aber die meisten Kochrezepte nicht gerecht. In fast allen Rezepten wird beispielsweise mit Butter sautiert oder mit Obers (Sahne) verfeinert.

In der modernen Küche sollte umgedacht werden. Dazu bedarf es nur weniger wichtiger Grundlagen. Sehr einfach kann man Aufläufe, aber auch Soßen, Kuchen und Torten so zubereiten, dass der Genuss ohne Reue erfolgen kann.

Die richtigen Geräte

Um schlank zu werden oder auch um schlank zu bleiben, lohnt es sich die Küchenschränke zu durchforsten. Eine gewisse Grundausstattung an Pfannen und diversen Geräten ist von Vorteil.

Was sollten Sie auf alle Fälle an Gerätschaften zu Hause haben? Dazu gehört eine beschichtete Bratpfanne. Hat diese einen abnehmbaren Stiel, kann sie auch als Auflaufform im Backofen benutzt werden. Zusätzlich bewähren sich auch spezielle Bratfolien, die man ohne zusätzliches Einfetten für viele Speisen im Backrohr verwenden kann. Weiters hilft Ihnen ein guter Mixstab sehr. Wählen Sie einen besonders leistungsstarken aus, mit dem Sie auch Eis crashen und so im Handumdrehen köstliche Sorbets und Eis zubereiten können.

Damit das Gemüsereiben und das Raspeln nicht zur Plage werden, empfiehlt es sich, eine kleine Küchenmaschine, die nicht nach jedem Einsatz stundenlang zerlegt und geputzt werden muss, sondern die sich einfach und ohne großen Aufwand reinigen lässt, anzuschaffen.

Statt eines elektrischen Küchenhelfers kann man sich aber genauso gut eine Reibe mit verschiedenen Aufsetzen und einem Auffangbehälter zulegen.

! Verhaltens-Tipp Nr. 37

Eine beschichtete Pfanne, ein Pürierstab und eine gute Gemüsereibe gehören zur Standardausrüstung für die richtige Zubereitung.

Sehr viel an unnötigem Fett sparen Sie auch, wenn Sie zu speziellen Backfolien greifen. Damit können alle Gemüse- und Getreidelaibchen im Backrohr zubereitet werden.

! Verhaltens-Tipp Nr. 38

Spezielle Backfolien ersetzen das Herausbraten in den Pfannen.

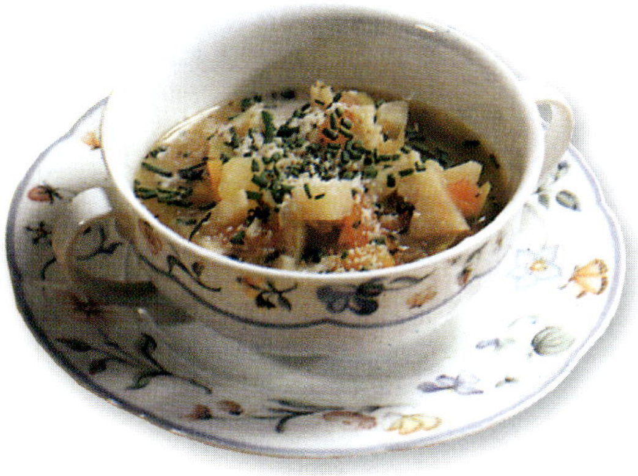

Suppen

Gerade Gemüsesuppen sind die idealen Sattmacher zu jeder Tages- und Jahreszeit. Die Zubereitung ist sehr einfach und schnell. Es ist ein vergleichsweise preiswertes Essen und vor allem absolut kalorienarm, wenn man auf traditionelle Bindungsmittel wie Obers (Sahne) oder auch Einbrenn (Mehlschwitze) verzichtet.

! Fett-weg-Tipp Nr. 31

Suppen sättigen und sorgen auch noch für die nötige Flüssigkeitszufuhr.

Kaufen Sie nach Möglichkeit der Jahreszeit entsprechend frisches Gemüse. Natürlich können Sie auch Tiefkühlgemüse verwenden.

Je nach Lust und Laune können Sie die Suppe aus einer Gemüsesorte als klare Brühe mit Gemüseeinlage oder als dicke pürierte Suppe zubereiten. Für Cremesuppen pürieren Sie ganz einfach das mitgekochte Gemüse mit einem Pürierstab. Wollen Sie diese aber doch noch verfeinern, dann nehmen Sie statt Obers (Sahne) oder Rahm einfach etwas Magerjogurt.

Brokkolicremesuppe

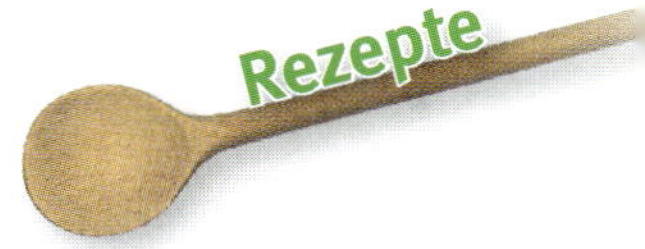

1 kg Brokkoli
Salz, Pfeffer, 1 Gemüsebrühwürfel
100 g Frischkäse light
1 Bund frische Petersilie

Brokkoli waschen, teilen und mit dem Wasser und den Gewürzen kochen lassen, bis das Gemüse gar ist. Den Brokkoli pürieren und den Frischkäse mit dem Schneebesen unterrühren. Vor dem Servieren mit gehackter Petersilie bestreuen.

Nährwerte pro Portion:
92 kcal / 384 kJ, 12,7 g EW, 0,8 g Fett, 7,4 g KH

Schnelle Tomatencremesuppe

2 Pkg. geschälte Tomaten (à 500 g)
1 Gemüsebrühwürfel
1/4 l Wasser
1 EL Essig
frisches Basilikum, Pfeffer
1/2 Becher Magerjogurt

Tomaten mit dem Wasser und Brühwürfel aufkochen lassen. Mit Essig und Pfeffer abschmecken. Kurz überkühlen lassen und das durch einen Papierfilter abgeronnene Jogurt einrühren. Mit gehacktem Basilikum bestreuen.

Nährwerte pro Portion:
49 kcal / 205 kJ, 3,2 g EW, 0,8 g Fett, 6,1 g KH

Bei der Zubereitung einer Fleischsuppe sollten Sie besonders darauf achten, nur ganz mageres Fleisch zu verwenden ohne sichtbares Fett. Besonders eignen sich Hühnerbrüste oder mageres Rindfleisch. Kochen Sie diese Suppen aber zeitgerecht, damit Sie diese noch auskühlen lassen können. Dabei wird nämlich das vorhandene Fett hart und kann problemlos abgehoben werden.

Alle Rezepte sind für 4 Personen.

Wenn Sie unter Zeitdruck sind, können Sie aber auch das Fett abschöpfen, da dieses ja auf der Oberfläche schwimmt.

Es ist nicht notwendig, zur Geschmacksverbesserung fette Knochen zu verwenden. Mit viel Suppengemüse und Gewürzen schmeckt auch die Suppe ohne Fettaugen einfach köstlich. Vor dem Servieren mit frischen Kräutern bestreut, ist sie nicht nur ein Gaumenschmaus, sondern auch eine Augenweide.

Bunte Hühnersuppe

500 g enthäutete Hühnerbrust
100 g Karotten
100 g Sellerie
100 g Zwiebeln
1 Knoblauchzehe
Salz, 1 Gemüsebrühwürfel
Gemüseeinlage:
200 g Kartoffeln
200 g Karotten
200 g Karfiol
100 g Erbsen
1 Bund frische Petersilie

Hühnerbrust mit dem Suppengemüse und den Gewürzen gar kochen, abgießen und das Hühnerfleisch kleinwürfelig schneiden.

In der Zwischenzeit Gemüse putzen, Karotten in Scheiben, Kartoffeln in kleine Würfel schneiden, Karfiol in kleine Röschen teilen und mit den Erbsen in der klaren Suppe ca. 15 Minuten ziehen lassen. Zum Schluss die Fleischstücke dazugeben und mit frischer Petersilie bestreuen.

Nährwerte pro Portion:
227 kcal / 950 kJ, 34,9 g EW, 1,5 g Fett, 17,2 g KH

Rindsuppe mit Suppennudeln

500 g extra mageres Rindfleisch zum Kochen
100 g Karotten
100 g Sellerie
100 g Zwiebeln
2 Knoblauchzehen
Salz, einige Pfefferkörner
1 l Gemüsebrühe, 3 Pimentkörner
100 g Suppennudeln
1 Bund frischer Schnittlauch

Fleisch mit den Gewürzen halbweich kochen. Das Gemüse putzen und mitköcheln lassen, bis das Fleisch weich ist. Abseihen, Nudeln einkochen. Fleisch in kleine Würfel schneiden, Gemüse in Scheiben schneiden. In den Suppentellern anrichten, mit der Suppe und den Nudeln übergießen und mit frisch geschnittenem Schnittlauch bestreuen.

Nährwerte pro Portion:
173 kcal, 723 kJ, 26,9 g EW, 5,5 g Fett, 3,4 g KH

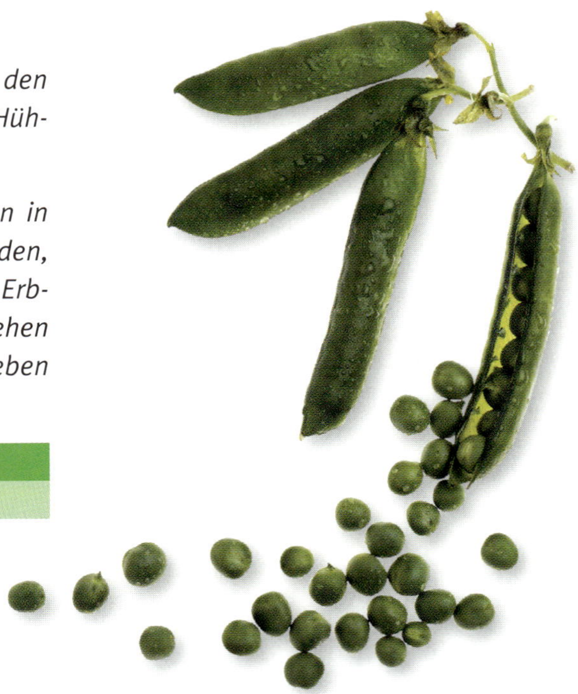

Grillen statt Backen und Frittieren

Grillen ist eine besonders geeignete Zubereitungsart. Magere Fleischstücke wie z. B. Putenbrust, Hühnerschnitzel, Kalbfleisch, Wild oder auch Schweinslendchen eignen sich dazu hervorragend. Auch das magerste Fleisch oder natürlich auch Gemüse wird durch die entsprechende Zubereitungsart (Panieren!) zur Fettbombe. So hat ein halbes Backhuhn über 1.300 kcal und 85 g Fett! Die Panier saugt das Fett wie ein Löschpapier auf.

! Fett-weg-Tipp Nr. 32

Gegrilltes und Gebratenes statt Gebackenes!

Wenn schon Paniertes, dann kann man dieses auch in einer beschichteten Pfanne mit wenig Öl ausbraten und anschließend auf einem Küchenpapier abtropfen lassen. Dieses saugt viel überschüssiges Fett wieder auf und es landet dann nicht auf dem Teller und schließlich auch nicht auf den Hüften.

! Fett-weg-Tipp Nr. 33

Gebratenes und Frittiertes immer auf einem Küchenpapier abtropfen lassen.

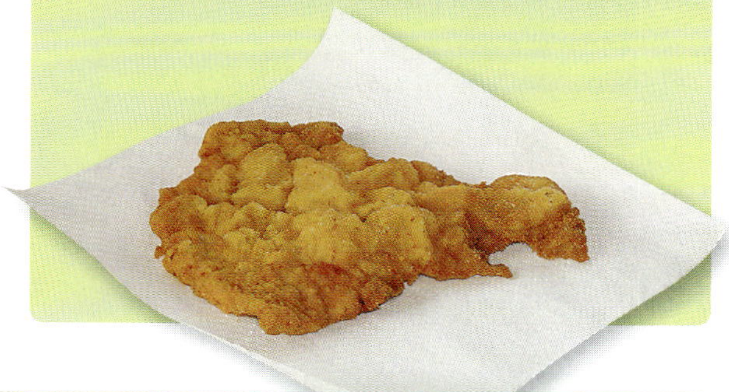

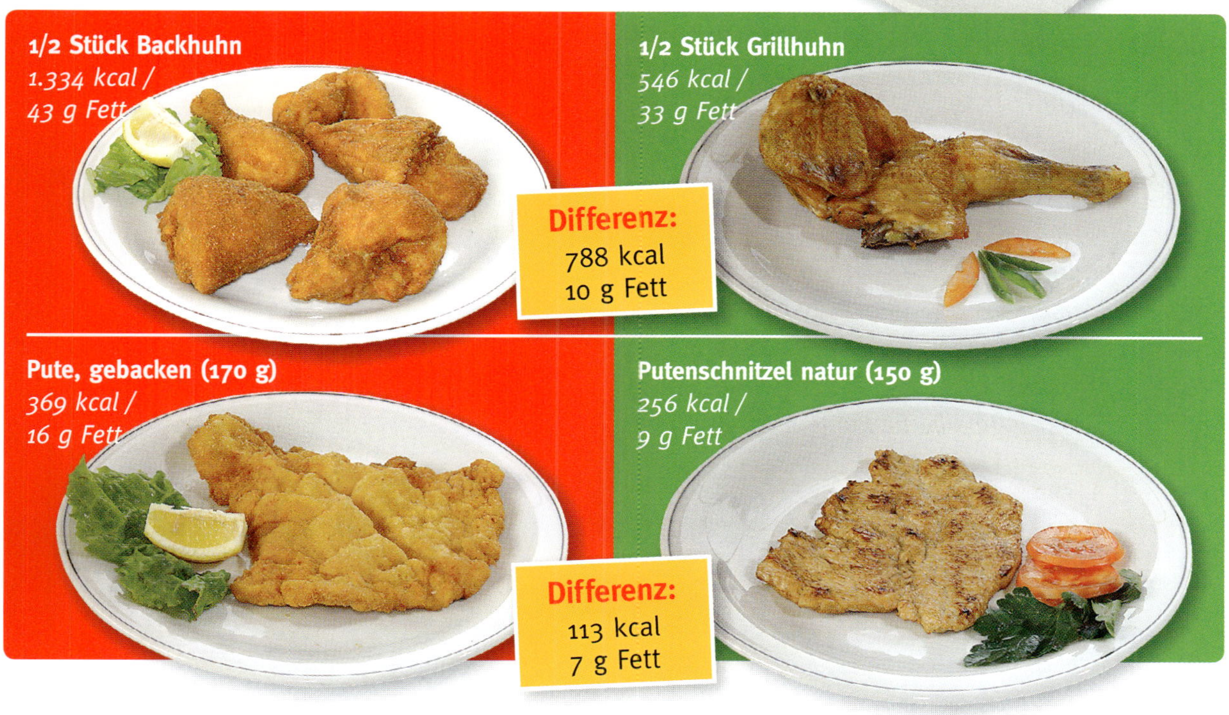
1/2 Stück Backhuhn
1.334 kcal /
43 g Fett
1/2 Stück Grillhuhn
546 kcal /
33 g Fett
Differenz:
788 kcal
10 g Fett
Pute, gebacken (170 g)
369 kcal /
16 g Fett
Putenschnitzel natur (150 g)
256 kcal /
9 g Fett
Differenz:
113 kcal
7 g Fett

Wok, Römertopf, Folie

Der Römertopf ist ein herrliches Küchenutensil, in dem sich wunderbare Braten und raffinierte Eintöpfe fett- und kalorienarm aufs Einfachste zubereiten lassen.

Genauso ist es mit dem Wok. Ganz schnell kann frisches Gemüse wahlweise auch mit Fisch oder Fleisch kurz angebraten werden. Wok-Gerichte überzeugen sogar Gemüsemuffel.

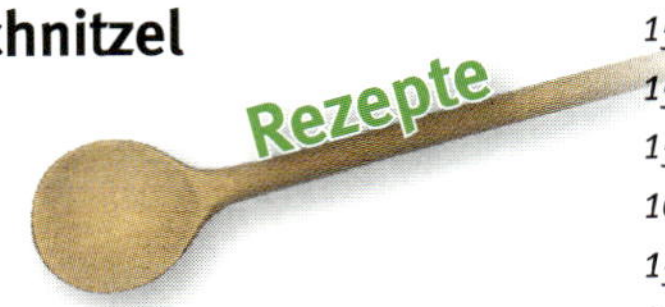

Exotische Putenbrustschnitzel mit Basmatireis

4 Putenbrustschnitzel à 150 g
4 Orangen
1 TL Speisestärke
Salz, Currypulver, Ingwerpulver, etwas Chili
250 g Basmatireis

3 Orangen auspressen, mit Wasser auf 1/4 l auffüllen, kurz aufkochen, die Speisestärke mit etwas kaltem Wasser verrühren und die Soße damit binden. Mit den Gewürzen abschmecken. Die Orange schälen und die weiße Haut komplett entfernen. Orangenfilets aus den Trennhäuten herauslösen. Die Filets in die Soße geben und warm halten.

In der Zwischenzeit den Reis nach Packungsanleitung zubereiten.

Putenbrustschnitzel auf dem vorgeheizten Elektrogrill von beiden Seiten grillen.

Putenschnitzel mit der Soße und dem Reis anrichten.

Nährwerte pro Portion:
287 kcal, 1.203 kJ, 38,4 g EW, 3,5 g Fett, 24,1 g KH

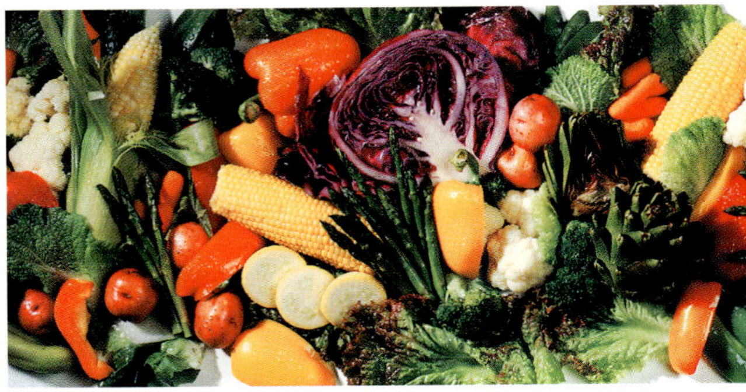

Gebratenes gemischtes Gemüse

150 g Karotten
150 g Erbsen
150 g Chinakohl
150 g Zucchini
100 g Zwiebeln
150 g Sojasprossen
150 g Bambussprossen
1 EL Sesamöl
2 EL Sojasoße
1 TL Speisestärke
etwas Wasser
1 Knoblauchzehe
etwas Kreuzkümmel
etwas Koriander
etwas Chili
150 g Basmatireis

Das Gemüse waschen, putzen und in mundgerechte Stücke schneiden. Den Wok erhitzen, Öl dazugeben und das Gemüse etwas anbraten. Immer wieder umrühren.

Die anderen Zutaten miteinander verrühren und unter das Gemüse rühren. Einige Minuten zugedeckt leicht dünsten.

Mit dem nach Packungsanleitung zubereiteten Basmatireis servieren.

Nährwerte pro Portion:
247 kcal, 1.033 kJ, 10,2 g EW, 4,1 g Fett, 41,1 g KH

Alle Rezepte sind für 4 Personen.

Wok in Grün-Weiß

500 g breite Fisolen (grüne Bohnen)
500 g weißer Spargel
100 g Shrimps
100 g Zwiebeln
1 Knoblauchzehe
1 EL Sesamöl
2 EL Austernsoße
2 EL Sojasoße
etwas Salz
etwas Chili
250 g chinesische Nudeln

Fisolen waschen und in mundgerechte Stücke schneiden, Spargel schälen, in ca. 2 cm breite Stücke schneiden. Zwiebeln schälen und in Streifen schneiden. Wok erhitzen, Öl dazugeben, das Gemüse und die Shrimps unter ständigem Rühren braten. Knoblauch hineinpressen. Die Gewürzsoßen und die Gewürze miteinander verrühren, zum Gemüse geben und einige Minuten zugedeckt leicht köcheln lassen, immer wieder umrühren.

Mit nach Packungsanleitung zubereiteten chinesischen Nudeln servieren.

Nährwerte pro Portion:
319 kcal, 1.336 kJ, 17,2 g EW, 4,2 g Fett, 51,9 g KH

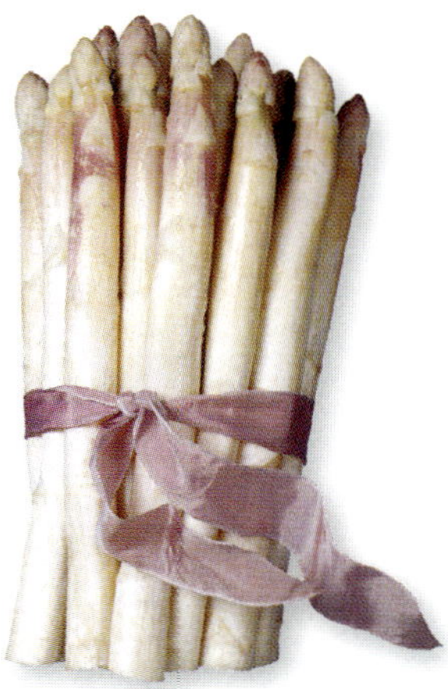

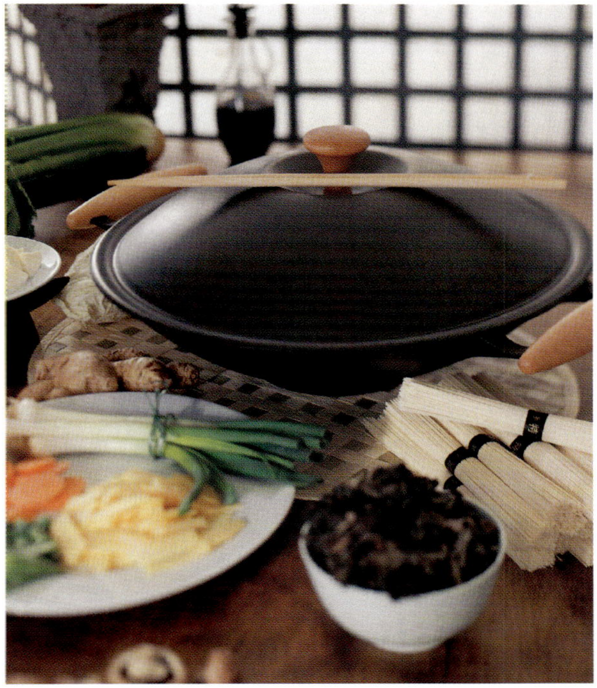

Coq au vin auf leichte Art

4 Hühnerbrüste à 150 g, ohne Haut
1 große Zwiebel (100 g)
1 Knoblauchzehe
250 g Champignons
100 g geräucherte Putenbrust
1/4 l Rotwein
1/4 l Wasser
Salz, Pfeffer
1 Bund frische Petersilie

Römertopf ca. 10 Minuten wässern. Gewürzte Fleischteile in den Topf legen, Zwiebel in Ringe und geräucherte Putenbrust fein schneiden, Champignons vierteln und auf das Hühnerfleisch legen, mit dem Rotwein-Wasser-Gemisch übergießen. Deckel schließen, bei ca. 200 °C Ober-Unter-Hitze 1 1/2 Stunden im Rohr braten.

Nährwerte pro Portion:
246 kcal, 1.031 kJ, 42,7 g EW, 2,7 g Fett, 3,4 g KH

Pikantes Fischragout

500 g Seelachsfilet
1 große Zwiebel
1 EL Olivenöl
4 große Gewürzgurken (ca. 250 g)
2 EL Kapern
1 Zitrone
1 TL Speisestärke
Salz, Pfeffer
etwas frische Dille

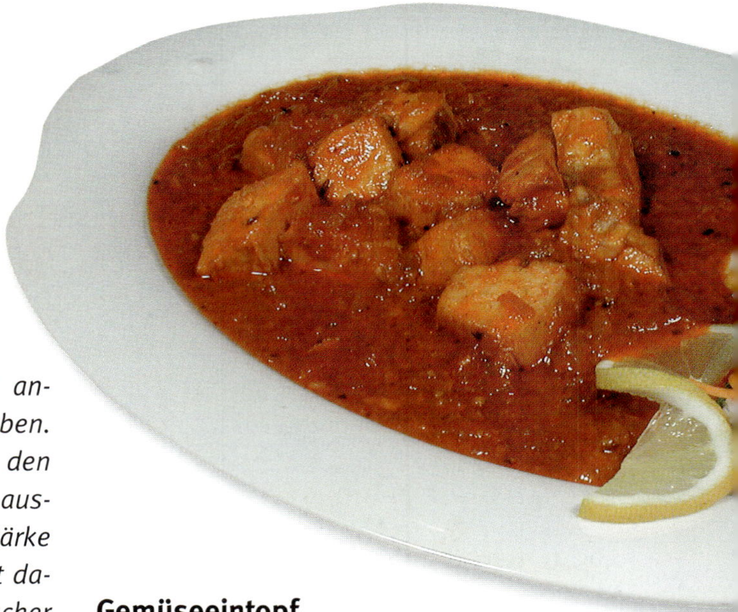

Geschälte, gewürfelte Zwiebel in Olivenöl anbraten und den gewürfelten Seelachs zugeben. Die Gurken in Scheiben schneiden und mit den Kapern leicht köcheln. Würzen und mit dem ausgepressten Zitronensaft aufgießen. Speisestärke mit kaltem Wasser verrühren und das Ragout damit binden. Vor dem Servieren mit etwas frischer Dille bestreuen.

Nährwerte pro Portion:
142 kcal, 594 kJ, 22,8 g EW, 3,7 g Fett, 4,0 g KH

Forelle in der Folie

4 Forellen (je ca. 300 g)
100 g Karotten
100 g Sellerie
100 g Zwiebeln
Salz, Pfeffer, Saft einer Zitrone
Petersilie, Schnittlauch

Fische gut waschen und trocken tupfen, innen und außen würzen. Backblech mit Alufolie auslegen. Gemüse putzen und fein schneiden. Gemüse aufs Blech auflegen, Forellen darauf geben. Fische mit den gehackten Kräutern bestreuen und in Alufolie einschlagen. Bei ca. 220 °C Heißluft ca. 25 Minuten garen.

Nährwerte pro Portion:
245 kcal, 1.025 kJ, 42,0 g EW, 6,9 g Fett, 3,2 g KH

Gemüseeintopf

200 g Weißkraut
200 g Karotten
200 g Kartoffeln
200 g grüne Paprika
200 g geschälte Tomaten aus der Dose
Salz, Pfeffer
1 Gemüsebrühwürfel, etwas Currypulver
1 Knoblauchzehe

Kraut fein schneiden, Karotten schälen, grob raspeln, Kartoffeln schälen und in Scheiben schneiden. Paprika putzen in Streifen schneiden, Tomaten würfeln. Das vorbereitete Gemüse in den gewässerten Römertopf schichtweise hineinlegen. 1/4 l Wasser mit dem Saft der Tomaten und den Gewürzen vermengen und über das Gemüse gießen. Bei ca. 200 °C Ober-Unter-Hitze ca. 1 Stunde im Backrohr garen.

Als Beilage eignet sich Baguette oder frisches Bauernbrot.

Nährwerte pro Portion:
76 kcal, 319 kJ, 3,1 g EW, 0,5 g Fett, 14,0 g KH

Sämige Soßen ohne Fett

Entschärfen Sie Ihre Soßen. Schlagobers(-sahne), Rahm etc. müssen wirklich nicht sein. Bei vielen Gerichten kann man als Soßenbasis reichlich Gemüse mitdünsten und dieses dann passieren.

Cremig wird die Soße auch, wenn man Magermilch miteinkocht. Sollte sie trotzdem noch zu dünn sein, kann man 1 – 2 EL Kartoffelpüreeflocken einstreuen, diese binden hervorragend und verklumpen auch nicht.

Rahmähnliche Konsistenz erhält man, wenn man Magerjogurt durch eine Papierfiltertüte abtropfen lässt. Dieses abgetropfte Jogurt kann man wie Sauerrahm verwenden. Man sollte die Soße aber nicht mehr aufkochen lassen, da diese dann gerinnt. Um dieses für das Kochen zu stabilisieren, kann man pro Becher Jogurt einen halben Teelöffel Speisestärke unterrühren. Auch ein halber Teelöffel Senf erfüllt diese Funktion.

! Fett-weg-Tipp Nr. 34

Püriertes Gemüse, Magermilch, Magerjogurt, fettarmer Frischkäse und Kartoffelpüreeflocken statt Obers (Sahne) für sämige Soßen!

Bechamelsoßen für Aufläufe kann man auch ganz leicht abspecken. Aus Eiweiß und Ricotta erhält man leckere Übergüsse für Aufläufe. Dazu verwendet man 2 Eiweiß, 150 g Ricotta, 120 ml Magermilch und 3 EL geriebenen Magerkäse. Mit einer Schneerute Eiweiß und Ricotta gut miteinander verrühren. Anschließend die Magermilch und den geriebenen Käse hinzufügen.

Sie können aber auch ein Ei, 200 g Magerjogurt verquirlen und 60 g geriebenen Bierkäse zum Bestreuen verwenden.

! Fett-weg-Tipp Nr. 35

Ricotta, Magerjogurt und Eier ersetzen Bechamel- und Oberssoßen (Sahne-) bei Aufläufen.

Karfiol-Erbsen-Auflauf

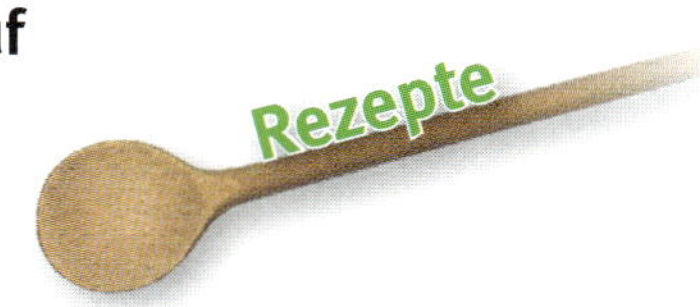

700 g Karfiol (Blumenkohl)
180 g Erbsen
80 g Karotten
Salz, Pfeffer, Muskat
2 Eiklar (Eiweiß)
150 g Ricotta
150 ml Magermilch
3 EL geriebener Bierkäse

Karfiol in kleine Röschen teilen, Karotten in Scheiben schneiden und gemeinsam mit den Erbsen bissfest kochen. Eiklar und Ricotta gut mit einer Schneerute verrühren. Magermilch und geriebenen Bierkäse beimengen. Würzen, Gemüse in eine beschichtete Auflaufform legen und mit der Ricotta-Eiklar-Masse übergießen. Im Backrohr bei 160 °C 30 Minuten gratinieren.

Nährwerte pro Portion:
180 kcal, 754 kJ, 17,2 g EW, 6,3 g Fett, 12,8 g KH

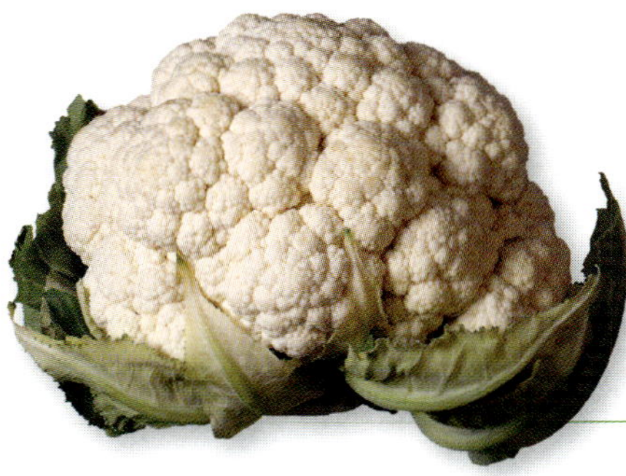

Dillfisolen mit Kartoffeln

1 kg frische Fisolen (grüne Bohnen)
Salz, Gemüsebrühwürfel
1/2 kg fettreduziertes Jogurt
1 Bund frische Dille
1 kg Kartoffeln

Jogurt in einer Papierfiltertüte abrinnen lassen.

Fisolen waschen, putzen, in ca. 2 cm große Stücke schneiden. Das Gemüse mit dem Brühwürfel gar kochen und abgießen. Die Fisolen mit dem gut abgeronnenen Jogurt und der gehackten Dille vermengen. Gemeinsam mit den gekochten und geschälten Kartoffeln servieren.

Nährwerte pro Portion:
293 kcal, 1.225 kJ, 15,2 g EW, 2,1 g Fett, 49,7 g KH

Knoblauch-Kümmel-Braten

750 g Putenbrust
1 Knoblauchzehe
1 EL Kümmel
Salz, Pfeffer

Putenbrust mit ausgepresstem Knoblauch, Salz, Pfeffer und gestoßenem Kümmel einreiben. Tontopf ca. 10 Minuten wässern. Das Fleisch in den Topf geben, Deckel schließen, bei 220 °C Ober-Unter-Hitze ca. 1 Stunde im Backrohr braten.

Vorzüglich schmeckt dieser Braten mit Salzkartoffeln und Krautsalat.

Nährwerte pro Portion:
202 kcal, 844 kJ, 45,3 g EW, 1,9 g Fett, 0,4 g KH

Putenschnitzel mit Pilzsoße

500 g Putenbrust in Schnitzel geschnitten
1/2 kg gemischte Pilze
1 Becher Magerjogurt (250 g)
1 Zwiebel
1 Knoblauchzehe
Salz, Pfeffer
Thymian
1 KL Olivenöl
Petersilie

Putenschnitzel in einer beschichteten Pfanne anbraten. Aus der Pfanne nehmen, warm stellen. Olivenöl erhitzen, geschnittene Zwiebel anbraten. Die Pilze blättrig schneiden und mit den Gewürzen und dem Knoblauch dazugeben. Mit etwas Wasser aufgießen und köcheln lassen, bis die Pilze gar sind. In der Zwischenzeit das Jogurt ablaufen lassen. Die Pilzpfanne von der heißen Herdplatte nehmen, mit dem Jogurt verrühren, gehackte Petersilie untermischen und über die Schnitzel gießen.

Idealerweise serviert man Nudeln oder Reis und knackigen Blattsalat dazu.

Nährwerte pro Portion:
195 kcal, 815 kJ, 35,9 g EW, 3,4 g Fett, 4,1 g KH

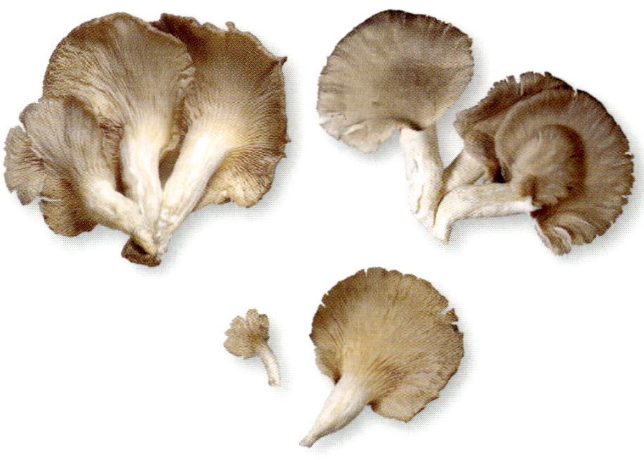

Alle Rezepte sind für 4 Personen.

Beilagen als Hauptgericht

Viele Beilagen galten früher als so genannte Dickmacher. Nur keine Kartoffeln, Nudeln oder Knödel war die Devise.

Heute weiß man aber, dass es sich dabei wahrlich um keine ungünstigen Nahrungsmittel handelt.

Lediglich die Zubereitung ist ausschlaggebend. Wenn man Kartoffeln in Form von Pommes oder auch Mayonnaisesalat isst, dann wirken sie sich natürlich besonders ungünstig auf die Energie- und Fettbilanz aus. Halten Sie Ihre Fettbilanz aber mit gekochten Kartoffeln, Reis, Nudeln und anderen Getreidebeilagen im Lot. Satt essen können Sie sich auch mit Gemüse, gedünstet, gekocht, blanchiert, aber nicht mit Butter abgeschmeckt.

Würzen Sie stattdessen lieber mit Kräutern.

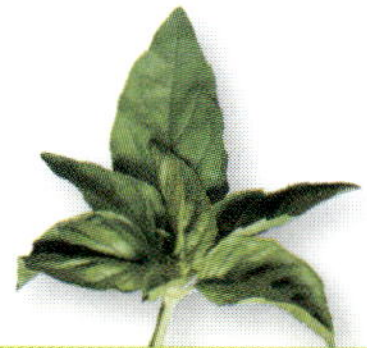

! Fett-weg-Tipp Nr. 36

Reis, Kartoffeln, Nudeln ohne Soße sind bei fettarmer Zubereitung keine Dickmacher.

Pommes frites (175 g)
356 kcal / 25 g Fett

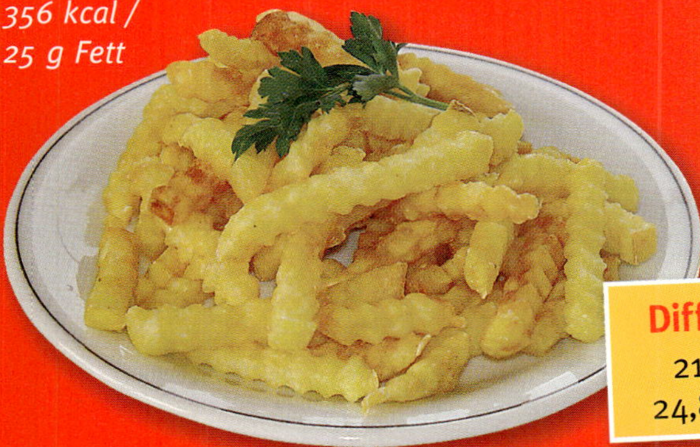

Kartoffeln gekocht (170 g)
145 kcal / 0,2 g Fett

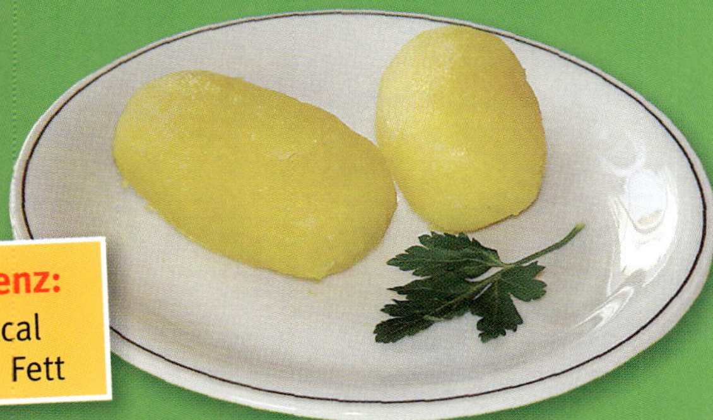

Differenz:
211 kcal
24,8 g Fett

Kroketten (200 g)
262 kcal / 10 g Fett

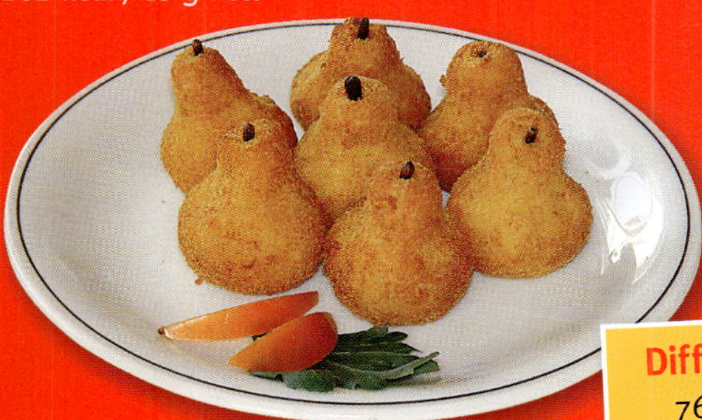

Kartoffelpüree (190 g)
186 kcal / 5,5 g Fett

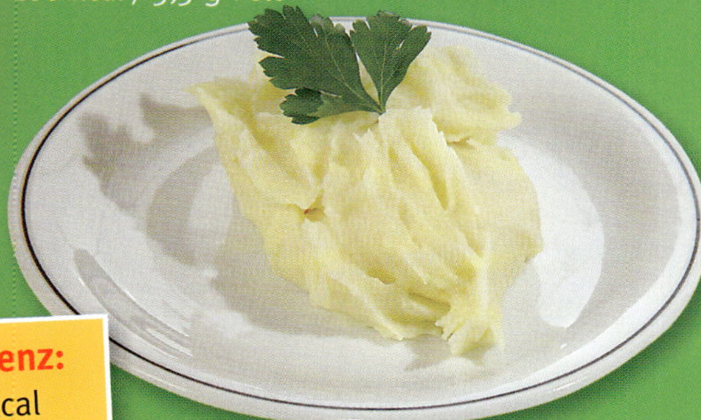

Differenz:
76 kcal
4,5 g Fett

Spiralen mit Brokkolisoße

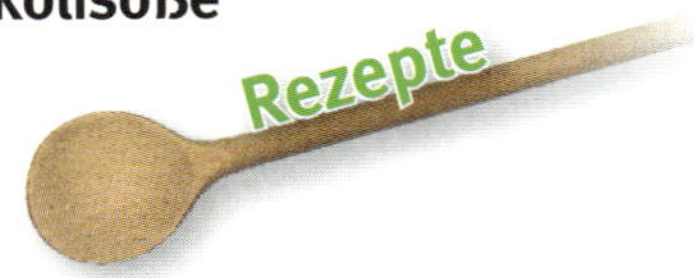

500 g Brokkoli
1 roter Paprika
100 g Shrimps
100 g Jungzwiebeln
1 Knoblauchzehe
3 Scheiben Schmelzkäse, light
Salz, Pfeffer, 1 Gemüsebrühwürfel
etwas geriebene Muskatnuss
300 g Spiralen

Brokkoli in Röschen teilen und in Salzwasser bissfest kochen. Abgießen und mit dem in kleine Würfel geschnittenen Paprika vermengen. Shrimps abtropfen lassen, Zwiebeln in Ringe schneiden, Knoblauch pressen, Käse fein schneiden und mit dem Brokkoli vermischen.

So lange erwärmen, bis der Käse geschmolzen ist. Mit etwas Wasser und den Gewürzen aufgießen, bis eine sämige Soße entsteht. Diese über die in der Zwischenzeit gekochten Nudeln gießen.

Nährwerte pro Portion:
371 kcal, 1.554 kJ, 21,9 g EW, 3,7 g Fett, 60,0 g KH

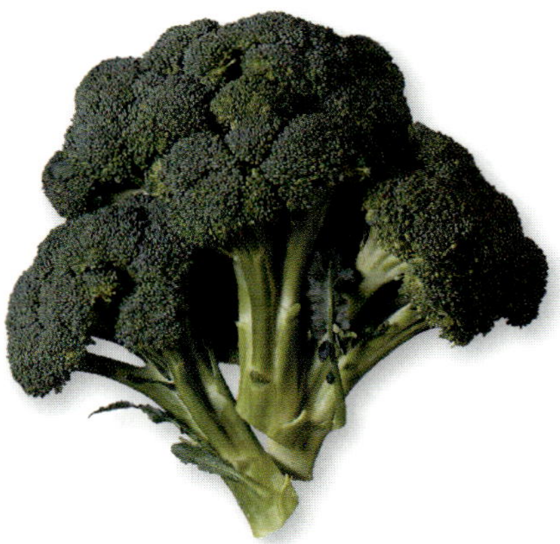

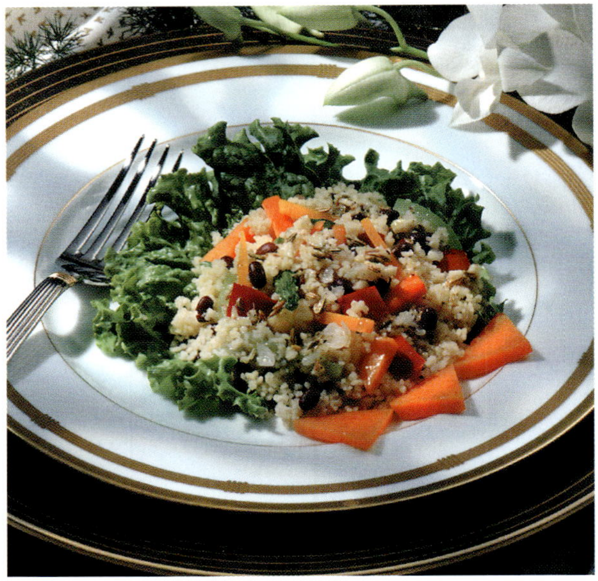

Gemüserisotto

350 g Rundkornreis
100 g Karotten
150 g Zucchini
200 g geschälte Tomaten
1 große Zwiebel (100 g)
1 Knoblauchzehe
100 g Bierkäse
1 KL Olivenöl
Salz, Pfeffer
1 Gemüsebrühwürfel
Oregano, Thymian, Basilikum
frische Petersilie

Zwiebel schneiden und mit dem gepressten Knoblauch im heißen Olivenöl anbraten. Das geputzte, kleinwürfelig geschnittene Gemüse und den Reis kurz mitbraten. Mit ca. 1 l Wasser aufgießen und würzen. Das Risotto bei geringer Hitze ca. 30 Minuten unter ständigem Rühren köcheln lassen. Vor dem Servieren mit geriebenem Bierkäse und frisch gehackter Petersilie bestreuen.

Nährwerte pro Portion:
393 kcal, 1.645 kJ, 14,4 g EW, 4,2 g Fett, 72,9 g KH

Alle Rezepte sind für 4 Personen.

Nachspeisen/Desserts

Viele Nachspeisen sind ziemlich kalorienreich. Sehr leicht lassen sich aber cremige Desserts zubereiten, die den Gaumen verwöhnen und ohne Reue genossen werden können.

Statt Schlagobers(-sahne), Mascarpone usw. verwendet man Ricotta, Magertopfen(-quark) oder fettarmen Frischkäse. Verschiedene Früchte sorgen für Geschmack und Abwechslung.

Fettarm ist auch Grütze. Alle Beerenfrüchte eignen sich besonders. Diese können Sie mit etwas Stärkemehl oder auch Vanillepuddingpulver eindicken.

Verzichten Sie auf alle Fälle auf Käse zum Abschluss eines Essens. Käse schließt ja bekanntlich den Magen, belastet aber das Energie- und Fettkonto noch ganz gewaltig.

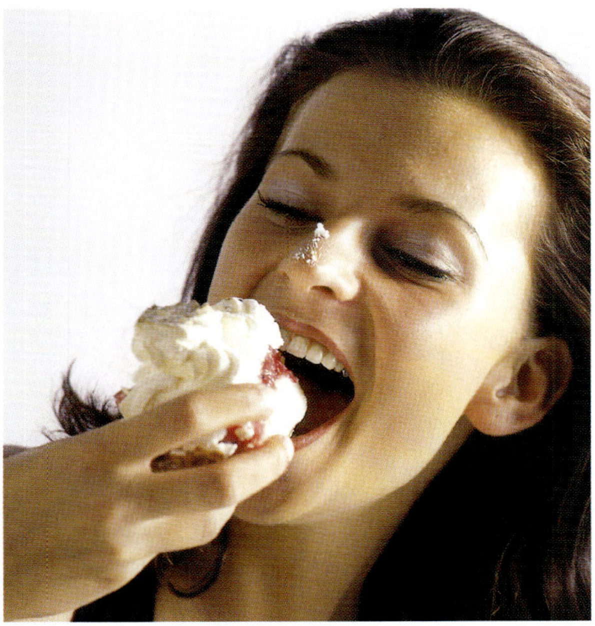

Verzichten Sie auf Schlagobers(-sahne)!

! Fett-weg-Tipp Nr. 37

Cremige Desserts aus mageren Milchprodukten (Ricotta, Magertopfen/quark) und Obst sind ideale Nachspeisen.

Aus gefrorenen Früchten wie Himbeeren, Erdbeeren oder Heidelbeeren kann man mit einem leistungsstarken Stabmixer oder einer anderen Küchenmaschine, die auch Eis crashen kann, ein leckeres Cremeeis oder Sorbet zaubern.

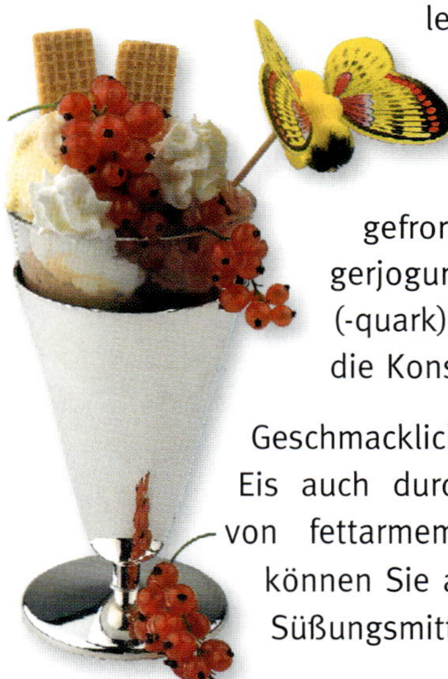

Wenn Sie den gefrorenen Früchten Magerjogurt und Magertopfen (-quark) beimengen, wird die Konsistenz cremiger.

Geschmacklich besser wird dieses Eis auch durch die Verwendung von fettarmem Fruchtjogurt. Da können Sie auch auf zusätzliche Süßungsmittel verzichten.

Eine Eiskaffee-Alternative erhalten Sie, wenn Sie Eiswürfel gemeinsam mit Kaffee und Magermilch »crashen«. Das Beimengen von Vanillezucker rundet hier das Aroma ab.

! Fett-weg-Tipp Nr. 38

Eis aus gefrorenen Früchten und Magermilchprodukten selbst herstellen.

Rote Beerengrütze mit Zimttopfen(-quark)

1 Pkg. tiefgekühlte Beerenmischung (300 g)
1 Pkg. Vanillezucker
Süßstoff
1 TL Speisestärke
125 g Magertopfen(-quark)
Zimt

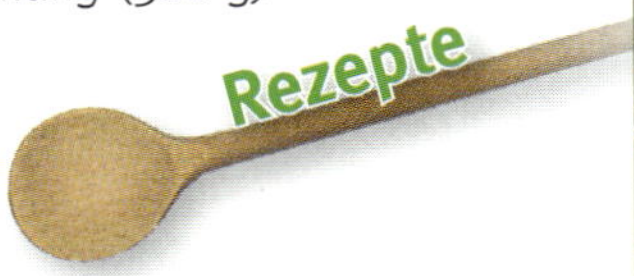

Die Beeren mit ca. 1/2 l Wasser aufkochen, Vanillezucker dazugeben, süßen nach Belieben. Speisestärke in kaltem Wasser anrühren und die kochende Mischung damit binden.

Etwas auskühlen lassen. In der Zwischenzeit den Topfen auspressen und mit Zimt und etwas Süßstoff verrühren.

Die rote Grütze in Schalen aufteilen und den Zimttopfen(-quark) mit einem Löffel darauf setzen.

Nährwerte pro Portion:

57 kcal, 240 kJ, 5,0 g EW, 0,3 g Fett, 7,0 g KH

Himbeereis

1 Pkg Tiefkühlhimbeeren
200 g Himbeerjogurt, fettarm
50 g Magertopfen(-quark)

Tiefgekühlte Himbeeren mit dem Jogurt und dem Magertopfen mixen. Dazu nimmt man eine Küchenmaschine, die auch Eis crashen kann. Sofort servieren.

Nährwerte pro Portion:

75 kcal, 313 kJ, 4,1 g EW, 0,7 g Fett, 11,1 g KH

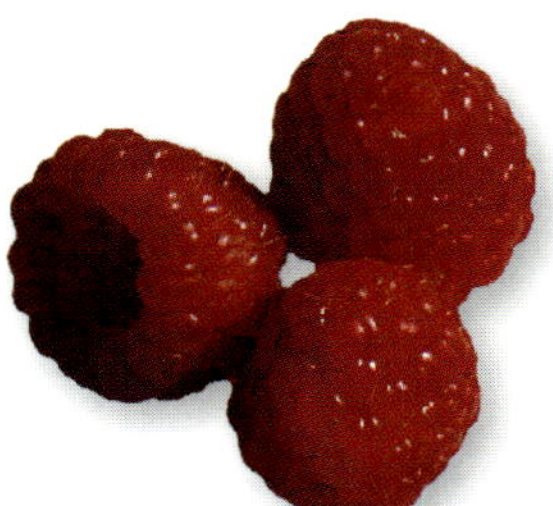

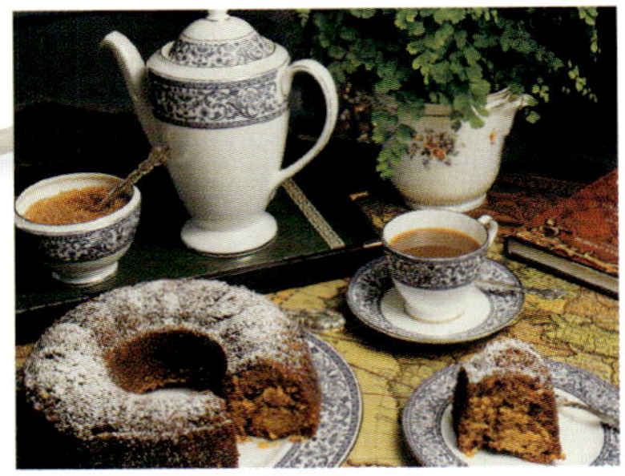

Reduzieren Sie den Fettgehalt beim Backen!

Kuchen und Gebäck

Teige »entfetten«

Viele Kuchen- und Tortenrezepte beinhalten sehr große Mengen Butter oder Margarine. Fettarme Streichfette dürfen zwar nicht in der Pfanne erhitzt werden, da sie durch ihren hohen Wasseranteil spritzen, können aber ohne weiteres für die Zubereitung von Torten, Kuchen und Gebäck verwendet werden. Damit reduzieren Sie den Fettgehalt in den Teigen um fast 50 %. Damit aber der Teig nicht zu trocken wird, kann man die Fettmenge des Originalrezeptes zwischen 50 und 75 % durch die Halbfettprodukte und den Rest durch ein mageres Milchprodukt, das Sie löffelweise beimengen, ersetzen.

Achten Sie aber darauf, dass Sie bei Verwendung von fettreduziertem Fett die Backtemperatur nicht über 180 °C einstellen. Damit verhindern Sie Backfehler (z. B. Gebäck fällt auseinander oder bekommt Streifen).

! Fett-weg-Tipp Nr. 39

Halbfettbutter und -margarine eignen sich zum Backen.

Alle Rezepte sind für 4 Personen.

Es gibt natürlich Teige, die sich nicht einfach entfetten lassen. So ist es schwierig bei Strudel-, Brand-, Ausback- und Mürbteigen die Fettmengen zu reduzieren. Sie verlieren damit den charakteristischen Geschmack oder werden sehr spröde.

Weniger Fett ist aber geeignet für Hefe-, Rühr-, Biskuit- und Lebkuchenteige. Hier können Sie Fett durch ein fettarmes Magermilchprodukt, z. B. Magertopfen(-quark) oder Buttermilch, oder auch Sojamilch ersetzen. Buttermilch und Magerjogurt eignen sich besonders für Brote und Brötchen und gerührte Kuchen. Dadurch wird der Teig aromatischer und locker.

Sie können aber auch für Früchtekuchen zu einem fettarmen Fruchtjogurt greifen. So eignet sich beispielsweise Marillenjogurt für leckere Marillenkuchen oder Vanillejogurt für helle Rührteige.

! Fett-weg-Tipp Nr. 40

Bei Rühr-, Biskuit- und Hefeteigen kann man Fett durch magere Milchprodukte, Sojamilch oder Fruchtmus ersetzen.

Eine ganz besondere Alternative zu Fetten in Teigen sind auch Fruchtpürees aus Kürbis oder Pflaumen.

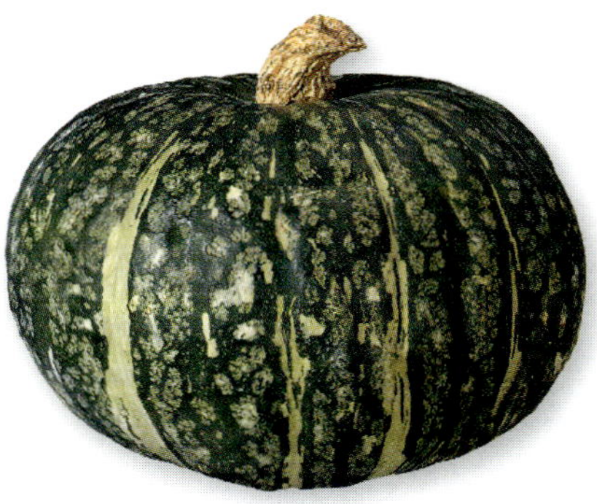

100 g Fett kann hier durch 100 g Fruchtmus ersetzt werden. Kürbisfleisch kann grob geraspelt, roh oder gekocht und püriert unter die Teigmasse gehoben werden. Für dunkle Teige wie Schokoladen- und Gewürzkuchen eignet sich Pflaumenpüree. Man mixt 80 g Trockenpflaumen mit 20 ml Wasser zu einem sämigen Püree. Für ein besonderes Aroma kann man Bananenmus verwenden. Dazu die Bananen erst kurz vor der Zubereitung mit einer Gabel zerdrücken und mit Zitronensaft beträufeln, damit sie nicht braun werden. Bei sehr reifen Bananen können Sie auch auf erhebliche Mengen an Zucker verzichten.

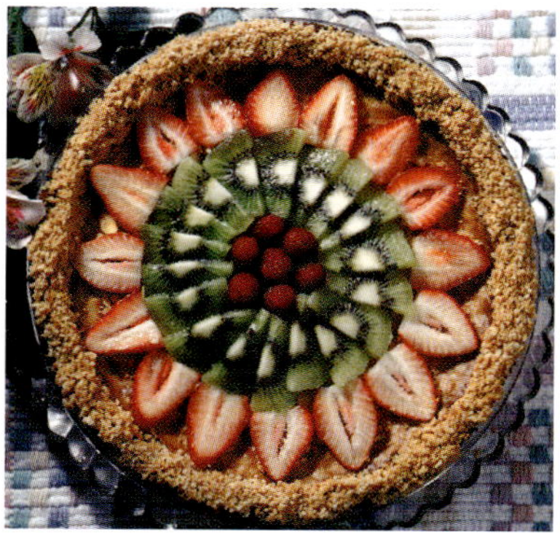

Greifen Sie zu Obstkuchen anstatt zur Buttercremetorte.

Sehr oft kann man auch die Ei-Menge in den Rezepten reduzieren. Pro Eidotter(-gelb), den Sie weniger nehmen, haben Sie schon wieder 7 g Fett gespart. Viele Kuchenteige kommen mit weniger Eiern aus. Bei einer Angabe von 6 Eiern können Sie zwei ganze Eier und 4 Eiklar verwenden. Sie sparen damit 4 Eidotter und immerhin 28 g Fett.

! Fett-weg-Tipp Nr. 41

Reduzieren Sie die Eidottermenge in Rezepten.

Als »Ei-Ersatz« kann man Sojamehl verwenden. Dieses enthält wie der Eidotter Lezithin und lockert somit den Kuchen. Anstatt eines Eies verwendet man 25 g Sojamehl und 50 ml kaltes Wasser. Ersetzt man einen Eidotter, dann rechnet man 15 g Sojamehl und 2 EL Wasser. Das Sojamehl kann man unter das Mehl mischen und zum Schluss das Wasser beimengen oder man kann es gleich mit dem Wasser verrühren und gegebenenfalls mit dem Fett schaumig schlagen.

Statt Eigelb zum Bestreichen von Gebäck können Sie Magermilch verwenden. Sie erhalten auch so eine schöne goldgelbe Farbe.

! Fett-weg-Tipp Nr. 42

Sojamehl und Wasser ersetzen Eier in Kuchenrezepten. Pro Ei nimmt man 25 g Mehl und 50 ml Wasser.

Um Teige zu lockern, können Sie auch Lezithin (erhältlich im Reformhaus) beimengen. Speziell bei fettfreien Backwaren enthält man so ein geschmeidiges Ergebnis und verhindert bei Keksen, dass sie strohig schmecken.

Ölhaltige Samen wie Nüsse oder Mohn tragen auch dazu bei, dass viele Mehlspeisen einfach zu energiereich sind. Nüsse kann man durch Haferflocken oder Weizenkeime teilweise oder ganz ersetzen. Sie können aber auch einen Teil der Nüsse durch Trockenfrüchte ersetzen. Wenn Sie gehackte Nüsse kurz ohne Fett in einer beschichteten Pfanne rösten, erhalten Sie ein ausgeprägtes Nussaroma. Durch diese Alternativen können Sie zwei Drittel der Nussmenge ersetzen und Sie haben immer noch den gewünschten Geschmack.

! Fett-weg-Tipp Nr. 43

Ersetzen Sie Nüsse durch Haferflocken oder Weizenkeime.

Auch Tortenfüllungen und Cremen lassen sich ganz einfach abspecken. Topfen (Quark) und Jogurt können Schlagobers(-sahne) ersetzen. Für die nötige Konsistenz braucht man dann aber etwas Agar-Agar oder auch Gelatine.

! Fett-weg-Tipp Nr. 44

Magertopfen(-quark) und -jogurt statt Schlagobers(-sahne) für Cremespeisen!

Eine Alternative zu Schokolade und Kakao ist Carob. Dabei handelt es sich um das Pulver der Früchte des Johannisbrotbaumes. Erhältlich ist dieses im Reformhandel.

Verglichen mit Kakao enthält Carob wesentlich weniger Fett (ca. 1 %), kein Theobromin und eine ganze Reihe von Mineral- und Spurenelementen (Kalzium, Magnesium, Kalium, Eisen, Mangan, Chrom und Kupfer).

Geben Sie zum Carobpulver etwas Vanillezucker, erhalten Sie einen schokoähnlichen Geschmack.

! Fett-weg-Tipp Nr. 45

Carob ist die fettärmere Alternative zu Kakao und Schokolade.

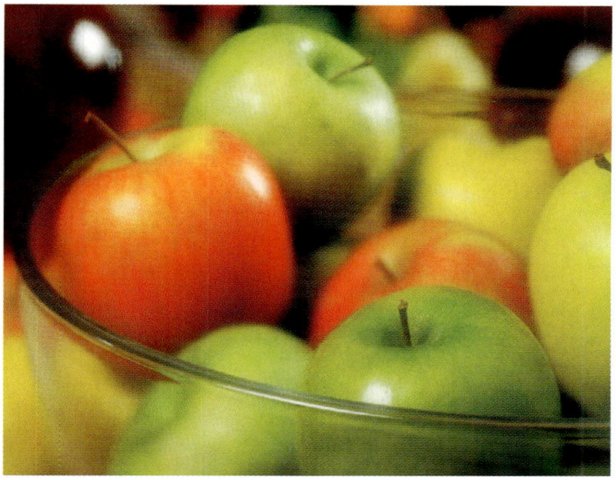

Apfeltorte (12 Stück)

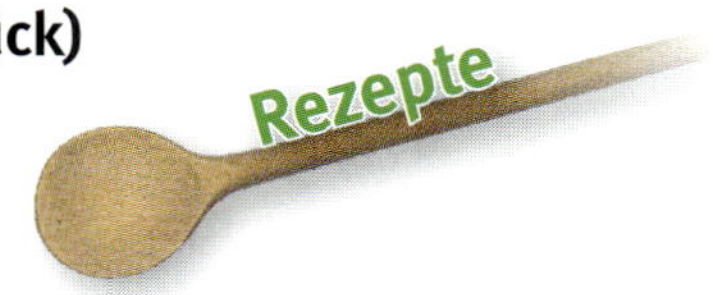

2 Eier
2 Eiweiß
50 g Kristallzucker
70 g glattes Mehl
1 kg Äpfel
40 Stk. Biskotten
flüssiger Süßstoff
1/16 l Rum
etwas Zimt
50 g Rosinen
1 Pkg. Tortengelee

Eier und Eiweiße mit dem Zucker sehr schaumig rühren und das Mehl unterziehen. Tortenform mit Backpapier auslegen, Teig in die Form füllen und bei ca. 175 °C Heißluft ca. 20 Minuten backen. In der Zwischenzeit Äpfel schälen, raspeln und kurz in etwas Wasser dünsten. Mit den zerdrückten Biskotten, dem Süßstoff, dem Rum, dem Zimt und den Rosinen vermischen.

Diese Masse auf den ausgekühlten Teig drücken. Tortengelee nach Packungsanweisung zubereiten und auf die Torte auftragen.

Nährwerte pro Stück:
196 kcal, 820 kJ, 5,5 g EW, 4,0 g Fett, 33,4 g KH

Topfen(-quark)schnitten (12 Stück)

3 Eier
2 Eiweiß
30 g Sojamehl
4 EL Wasser
70 g Kristallzucker
90 g glattes Mehl
etwas geriebene Zitronenschale
250 g Magertopfen
250 g Magerjogurt
Süßstoff nach Belieben
Saft einer Zitrone
4 Blatt Gelatine

Eier und Eiweiße mit Zucker und Wasser sehr schaumig rühren, Mehl und Sojamehl vermischen und unterziehen. Den Teig auf ein mit Backpapier ausgelegtes Blech auftragen. Bei ca. 175 °C Heißluft ca. 20 Minuten backen.

Für die Fülle, den Topfen mit Jogurt, Süßstoff, Zitronensaft, geriebener Zitronenschale verrühren. Gelatine nach Packungsanleitung zubereiten und unter die Topfenmasse mischen. Vom ausgekühlten Biskuit das Papier abziehen, den Teig halbieren und einen Teil mit der Topfencreme bestreichen. Den zweiten Teil darauf legen und für mindestens zwei Stunden kühl stellen.

Nährwerte pro Stück:
105 kcal, 440 kJ, 8,2 g EW, 2,0 g Fett, 13,0 g KH

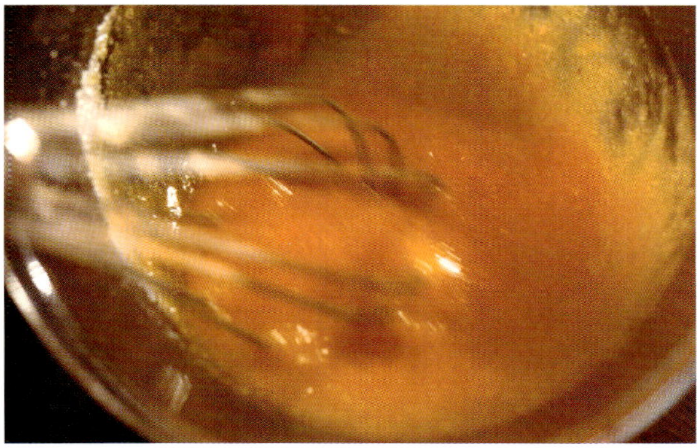

Biskuitroulade mit Erdbeerfüllung (16 Stück)

3 Eigelb
5 El warmes Wasser
150 g Zucker
3 Eiweiß
1 Pkg. Backpulver
50 g Speisestärke
100 g Mehl
Fülle:
250 g Erdbeeren
350 g Magerjogurt
1 Pkg. Vanillezucker
Süßstoff
7 Blatt Gelatine

Eigelbe mit Wasser schaumig rühren und rund zwei Drittel des Zuckers beimengen, weiterschlagen bis eine cremige Masse entsteht. Eiweiße mit dem restlichen Zucker zu einem steifen Schnee schlagen. Diesen gemeinsam mit dem gesiebten Mehl, der Speisestärke und dem Backpulver unter die Eigelbmasse heben. Den Teig ungefähr 1 cm hoch auf ein mit Backpapier ausgelegtes Backblech streichen und im vorgeheizten Backrohr bei 200 °C 10 bis 15 Minuten backen. Das Biskuit sofort auf ein Geschirrtuch stürzen und vorsichtig aufrollen. Für die Füllung Magerjogurt, Vanillezucker und Süßstoff mit einer Schneerute aufschlagen, Erdbeeren klein schneiden und untermengen. Gelatine nach Packungsanleitung in kaltem Wasser einweichen, ausdrücken und bei schwacher Hitze unter ständigem Rühren auflösen. Leicht abkühlen lassen und unter die Jogurtcreme mischen. Masse für eine halbe Stunde im Kühlschrank fest werden lassen und anschließend in die Biskuitrolle einfüllen.

Nährwerte pro Stück:
105 kcal, 439 kJ, 3,2 g EW, 1,6 g Fett, 18,9 g KH

Fettarme Aufstriche – selbst gemacht

Sie wissen ja, nicht Brot macht dick, sondern der Belag. Viele Aufstriche wie Leberwurst, Streichfette oder sonstige Aufstriche sind meist wahre Fettbomben. Entschärfen Sie diese doch ganz einfach. Als Basis verwenden Sie Magertopfen (-quark) oder auch Kartoffeln.

! Fett-weg-Tipp Nr. 46

Aufstriche aus Magertopfen(-quark) und auf Kartoffelbasis sind ideale Brotaufstriche!

Gurken-Knoblauch-Aufstrich

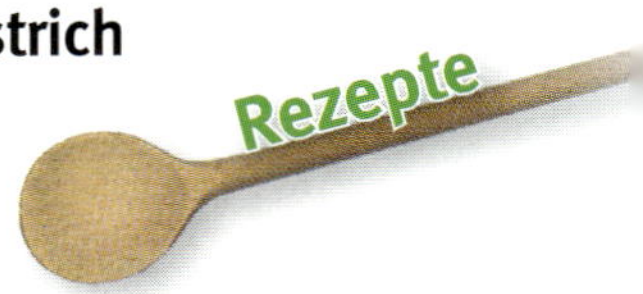

125 g Magertopfen(-quark)
1/2 Salatgurke
2 Knoblauchzehen
Salz, Pfeffer
etwas Dille

Salatgurke schälen und ganz fein raspeln, ablaufen lassen und ausdrücken, mit dem Topfen und den Gewürzen kräftig vermischen. Nach Geschmack etwas gehackte Dille beifügen.

Nährwerte pro Portion (= 30 g):
11 kcal, 103 kJ, 1,6 g EW, 0,3 g Fett, 0,9 g KH

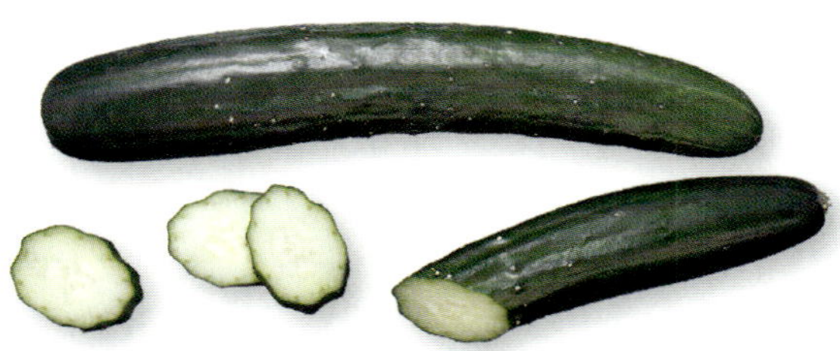

Apfel-Kren-Aufstrich

1 Apfel
2 EL frischer Kren (Meerrettich)
125 g Magertopfen(-quark)
etwas Salz

Apfel schälen, feinst raspeln, Kren schälen und ganz fein reiben. Sofort mit dem Topfen vermengen, etwas salzen.

Nährwerte pro Portion (= 30 g):
18 kcal, 165 kJ, 1,3 g EW, 0,1 g Fett, 2,7 g KH

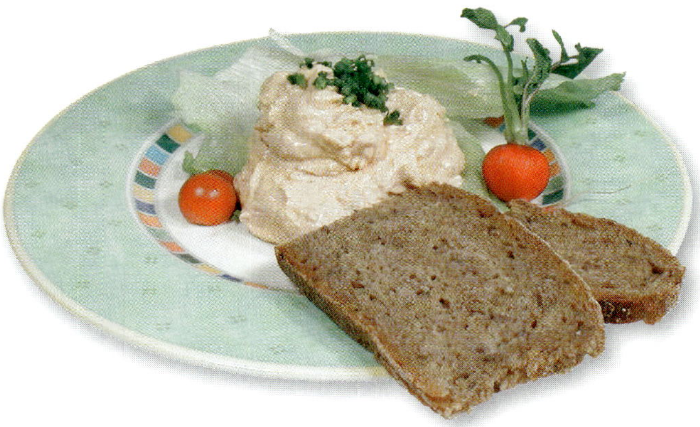

Pikanter Karottenaufstrich

50 g Kartoffeln
50 g Karotten
50 g Essiggurke
100 g Magerjogurt
Salz, Pfeffer, Kren

Kartoffeln und Karotten kochen, schälen und fein reiben. Essiggurke fein hacken. Alle Zutaten mit dem Jogurt vermischen und mit den Gewürzen abschmecken.

Nährwerte pro Portion (= 30 g):
11 kcal, 106 kJ, 0,6 g EW, 0,2 g Fett, 1,7 g KH

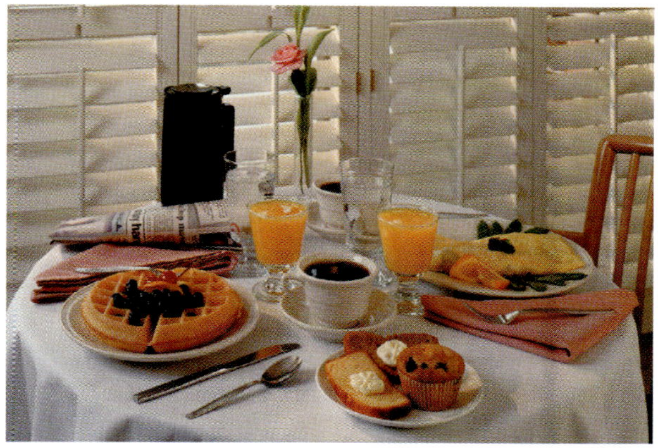

Anrichten und Servieren

Nehmen Sie sich immer die Zeit, die zubereiteten Speisen auch in einer schönen, angenehmen Atmosphäre zu essen. Dazu gehört ein nett gedeckter Tisch. Setzen Sie sich immer hin und essen Sie nicht im Stehen. Nehmen Sie sich nur kleine Portionen, damit Sie nicht in Verlegenheit kommen, eine große Portion essen zu müssen.

! Verhaltens-Tipp Nr. 39

Essen Sie in einer angenehmen Atmosphäre!

Meiden Sie sehr große Teller. Auf diesen sieht eine kleine Portion noch kleiner aus. Lieber ein kleiner Teller, der ordentlich gefüllt ist. Sie kennen sicher den Ausspruch »das Auge isst mit«. Gut gefüllte Teller sorgen schon deshalb für Zufriedenheit. Volumenreiche Speisen sättigen besser als mengenmäßig kleine Portionen. Die Portionen können Sie durch Gemüse »vergrößern«. Damit erhalten Sie das notwendige Volumen, aber kaum mehr an Energie.

Wenn Sie eine Portion gebackene Scholle mit einer Portion Kartoffelsalat mit Mayonnaise essen, verspeisen Sie meist 300 g, 503 kcal und 29 g Fett. Greifen Sie aber zu einer gebratenen Scholle mit Petersilienkartoffeln und einer Portion grünem Salat, haben Sie sogar 425 g auf dem Teller, aber ein Drittel weniger Energie und zwei Drittel weniger Fett!

Eine Portion Wurstsalat mit 150 g hat 370 kcal und 35 Gramm Fett. Verwenden Sie für die Zubereitung nur 50 g Extrawurst, dafür aber 1 große Tomate, einen halben grünen Paprika und eine Essiggurke, erhöht sich die Menge auf 320 g, der Energiegehalt sinkt aber auf 285 kcal und der Fettgehalt auf 23 g.

Scholle gebacken mit Mayonnaisesalat

300 g; *503 kcal, 28 g Fett*

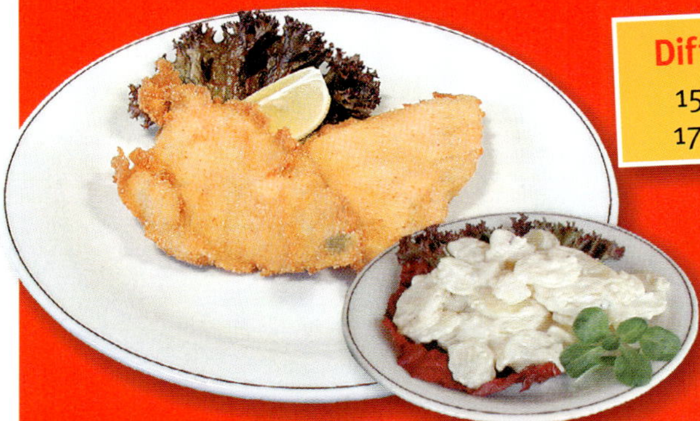

Gebratene Scholle mit Petersilkartoffeln und grünem Salat

425 g; *344 kcal, 11 g Fett*

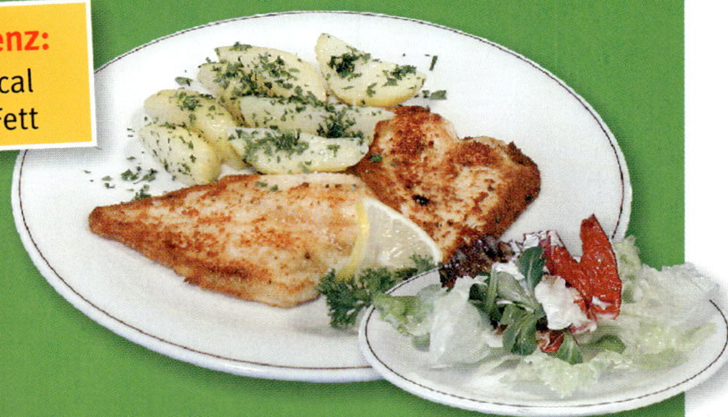

Differenz:
159 kcal
17 g Fett

Wurstsalat mit Essig und Öl (aus 100 g Extawurst, 20 g Zwiebel)

130 g; *370 kcal, 35 g Fett*

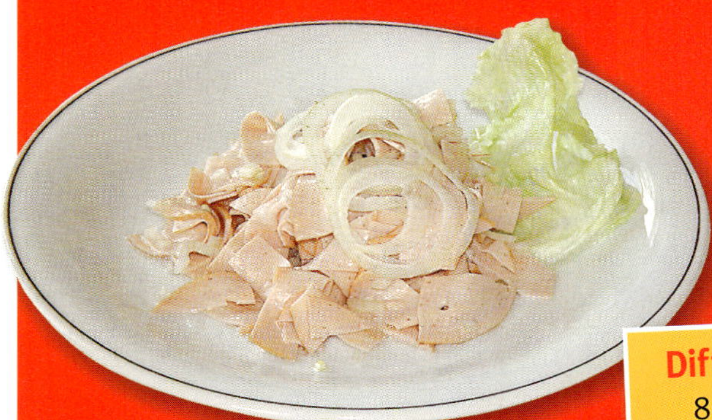

Wurstsalat (50 g Extawurst, 20 g Zwiebel, 120 g Tomaten, 70 g grüner Paprika, 50 g Essiggurke)

320 g; *285 kcal, 23 g Fett*

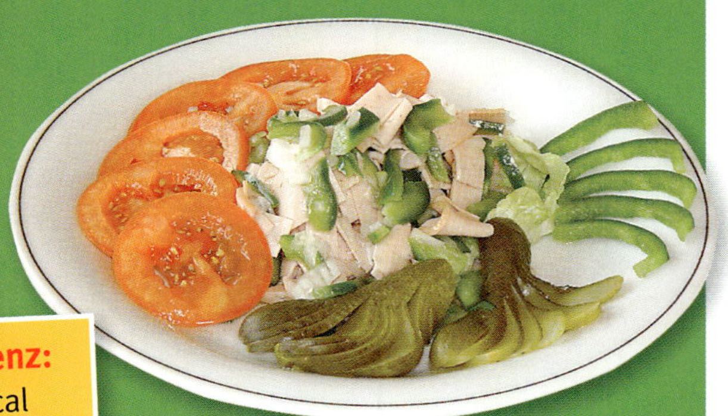

Differenz:
85 kcal
12 g Fett

Verhaltens-Tipp Nr. 40

Kleine Teller mit großen Portionen sind besser als große Teller mit kleinen Portionen.

Portionen wirken auch größer, wenn man die Oberfläche vergrößert. Raspeln Sie eine Karotte und einen Apfel. Sie erhalten so eine ganze Schale Rohkost.

Obst sollten Sie überhaupt immer in Spalten aufteilen. Dazu gibt es schon Spaltenschneider. Aus einer Birne und einem Apfel wird so ein großer Teller Obst.

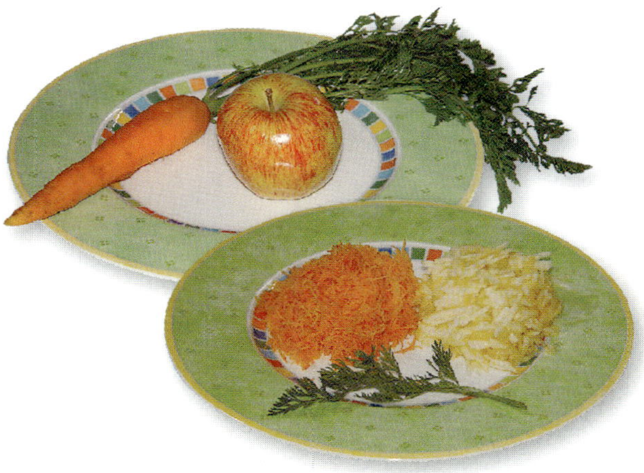

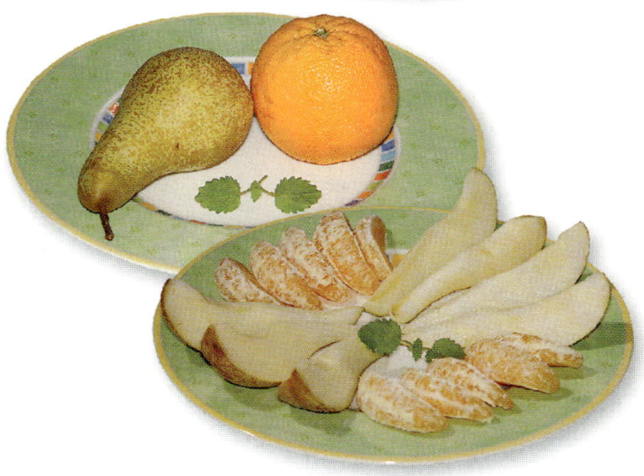

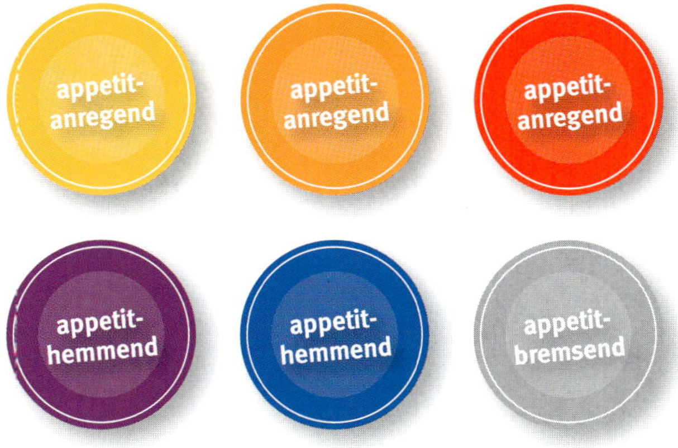

Farben beeinflussen auch unsere Stimmung, unser Wohlbefinden und wirken auf den Appetit. Den Farben Gelb, Orange und Rot sagt man eine appetitanregende Wirkung nach. Vermeiden Sie deshalb diese Farben im Essbereich und beim Geschirr. Violett, Blau oder auch Grau bremst die Lust zum Essen. Wählen Sie deshalb diese Farben für Ihr Geschirr und für Ihren Essbereich und für die entsprechenden Accessoires (Tischdecken, Sets, Vasen, usw.).

Verhaltens-Tipp Nr. 41

Die Farben Blau und Violett hemmen den Appetit und Grau bremst ihn gänzlich.

Untersuchungen haben auch gezeigt, dass heiße Rhythmen das Besteck öfter zum Mund bewegen lassen und dass auch mehr gegessen wird.

Verhaltens-Tipp Nr. 42

Ruhige Musik zum Essen statt heißer Rhythmen.

Essen und Kochen zu Hause

Jeder von uns ist doch einige Zeit des Tages mit der Beschaffung von Essen (Einkaufen), der Zubereitung und natürlich auch mit dem Essen beschäftigt. Wenn Sie sich hier etwas Zeit nehmen und einige Tipps beachten, werden Sie ganz leicht und eigentlich ohne Mühe Ihr Ernährungsverhalten ändern können.

Essen ist ja für uns nicht nur die Aufnahme von Energie, Kalorien, Vitaminen etc., sondern vor allem auch ein wichtiger Bestandteil des Tagesablaufes. Traditionell gibt es drei größere Mahlzeiten (Frühstück, Mittagessen, Abendessen) und meist zwei Zwischenmahlzeiten (= Jause).

Viele Sprichwörter beschäftigen sich mit der Aufteilung der Mahlzeiten. So sollen wir »Frühstücken wie ein Kaiser, Mittagessen wie ein König und Abendessen wie ein Bettler«.

In Summe spielt aber natürlich die Energieaufnahme des ganzen Tages eine Rolle. Jede Kalorie, die über den Bedarf gegessen wird, wird in Form von lästigem Körperfett gespeichert.

Frühstück wochentags

Frühstück ist eine wichtige Mahlzeit und nicht nur eine unangenehme Tageszeit. Jeder Frühstücksmuffel bleibt lieber im Bett, schüttet nur einige Schluck Kaffee in sich hinein und eilt sofort zur Arbeit. So beginnt der Arbeitstag meist abgehetzt und stressig. Halten Sie sich lieber an das Motto: Wie Du den Tag beginnst, so wird er!

! Verhaltens-Tipp Nr. 43

Nehmen Sie sich genügend Zeit für ein Frühstück!

Ein richtiges Frühstück in Ruhe genossen ist ein guter Start in den Tag. Strikte Frühstücksverweigerer sollten auf alle Fälle etwas trinken.

Die klassischen Frühstücksvarianten liefern aber sehr viele Kalorien, da sie sehr fettreich sind. Butterbrote mit Wurstbelag oder auch verlockende Croissants sind wahre Fettbomben. Bereits bei der ersten Mahlzeit des Tages kann man ordentlich an Energie sparen, wenn man nur das Richtige auswählt. Streichfette, ganz egal ob Butter oder Margarine, sollten immer nur sehr sparsam verwendet werden. Schließen Sie damit nur die Poren des Brotes. Falls das besonders schwer fällt, greifen Sie zu fettreduzierten Alternativen wie fettreduzierter Margarine oder Jogurtbutter. Es ist nämlich leichter das Produkt zu wechseln, als das Verhalten (= Streichdicke) zu ändern.

Eine besonders fettarme Variante ist natürlich fettarmer Frischkäse oder Magertopfen(-quark).

Vergleicht man ein herkömmliches Streichfett beispielsweise Butter mit Magertopfen, dann kann man bei gleicher Energiemenge fast das 7fache an Gewicht aufstreichen und doch noch über 90 % Fett einsparen. 100 kcal sind nämlich in 14 g Butter oder in 107 g Magertopfen enthalten.

Fett-weg-Tipp Nr. 47

Streichfette sparsam verwenden. Pasteten, Wurst oder auch viele Käsesorten brauchen kein Butterbett! Verwenden Sie Magertopfen(-quark) als Brotbelag!

Belegen Sie Ihr Brot und fangen Sie erst dann zu essen an oder streichen Sie Ihren Lieblingsbelag erst vor jedem Bissen auf? Falls Sie Bissen für Bissen bestreichen, rechnen Sie einmal ganz genau nach, wie viel Belag Sie für ein Brot verwendet haben. Sicher um einiges mehr, als wenn Sie Ihr Brot bestreichen bzw. belegen und dann erst essen.

Fett-weg-Tipp Nr. 48

Bestreichen und belegen Sie Ihre Brote bevor Sie zu essen beginnen!

Wählen Sie fettarme Käse- und Wurstsorten aus. Wurst und Käse sind eigentlich die Hauptquellen für so genannte versteckte Fette. Es gibt mittlerweile eine Reihe von fettreduzierten Produkten auf dem Markt, die geschmacklich sehr gut sind. Gummiartige oder an Styropor erinnernde Käsesorten gehören der Vergangenheit an.

Fett-weg-Tipp Nr. 49

Fettarme Wurst- und Käsesorten bevorzugen!

Angaben pro 100 g	kcal	g Fett
Beinschinken	147	8
Frühstücksspeck	697	77
Extrawurst	270	25
Kantwurst	480	43
Käsewurst	282	22
Krakauer	142	6
Kümmelbraten	326	29
Pikantwurst	227	20
Press-Schinken	200	13
Putenextrawurst	167	14
Salami	479	44
Saunaschinken	139	7
Wiener	302	28

Angaben pro 100 g	kcal	g Fett
Bergkäse, 45 % F. i. T.	399	30
Bierkäse, 15 % F. i. T.	215	8
Brie, 45 % F. i. T.	290	22
Camembert, 45 % F. i. T.	290	22
Edamer, 45 % F. i. T.	324	25
Feta	236	19
Gorgonzola, 55 % F. i. T.	417	33
Mascarpone	365	37
Mozzarella	262	20
Parmesan	407	30
Quargel	141	1
Tilsette, 15 % F. i. T.	208	7
Ricotta	166	13

Als Powerfrühstück wird das Müsli bezeichnet. Hier bekommen Sie die ideale Ergänzung eines Getreideproduktes mit Obst und einem Milchprodukt. Müslis haben meist auch sehr viel Energie, insbesondere wenn Sie auf Fertigmischungen zurückgreifen, die gesüßt sind. Ideal ist es natürlich, wenn man für den Tag viel geplant hat, zum Beispiel einen Tag auf der Schipiste verbringt oder wenn das Mittagessen erst spät eingenommen werden kann. Da ist Power gefragt. Wichtig ist aber auch noch, dass das im Müsli enthaltene Getreide richtig sättigt. Man übersteht so auch längere »essfreie« Stunden.

Bereiten Sie aber Ihr Müsli selbst zu. Verwenden Sie dazu Getreideflocken, diese brauchen Sie nicht einweichen. Süße Obstsorten wie Bananen ersetzen andere Süßungsmittel völlig. Nehmen Sie dazu noch Magermilch oder ein fettreduziertes Jogurt, haben Sie ein Leicht-Müsli, das genauso sättigt und wertvolle Nährstoffe liefert.

! Fett-weg-Tipp Nr. 50

Bereiten Sie Ihr Müsli aus Getreideflocken und mageren Milchprodukten selbst zu!

Modifizieren Sie aber auch Ihr süßes Frühstück. Bereits beim klassischen Marmeladebrot kann man einiges einsparen. Klassische Marmelade lässt sich leicht durch Fruchtmus ersetzen. Dazu pürieren Sie einfach frische, reife Früchte.

Dieses kann man im Kühlschrank aber nur bis zu 3 Tagen aufbewahren. Dieses Fruchtmus können Sie aber auch sehr leicht mit eingefrorenem Obst das ganze Jahr über selbst herstellen.

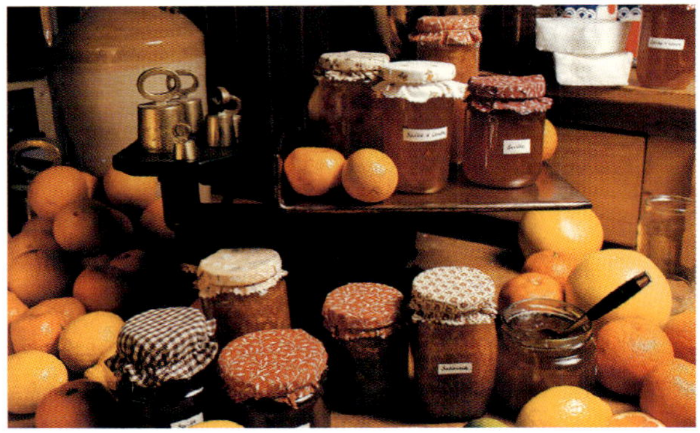

Wenn Sie unbedingt Marmelade wollen, dann machen Sie diese doch selbst. Dazu nehmen Sie 3 Teile Früchte, 1 Teil Gelierzucker (3 : 1). Damit sparen Sie bis zu einem Drittel Zucker. Die Haltbarkeit ist dadurch nicht beeinträchtigt.

Diätmarmelade bringt hingegen keinen Vorteil, da diese mit speziell für Diabetiker geeigneten Zuckerarten (z. B. Fruchtzucker) hergestellt ist. Der Energiegehalt bleibt dadurch gleich.

Alle Kaffeetrinker sollten ihr Lieblingsgetränk ohne Schlagobers(-sahne) trinken.

! Fett-weg-Tipp Nr. 51

Kaffee mit Magermilch oder fettarmem Kaffeeobers (10 % Fett) trinken.

Auch hier ist Magermilch angesagt. Sie verhindern eine Graufärbung des Kaffees, wenn Sie die Magermilch in der Kaffeetasse mit einem Milchschäumer aufschäumen und erst dann den Kaffee aufgießen. Dadurch erhält Ihr Milchkaffee eine schöne Farbe und einen sehr guten Geschmack. Milchschäumer erhält man im Geschirrfachhandel.

Gute Schäumer können gekühlte Magermilch so kräftig aufschlagen, dass man einen festen Schaum bekommt, der an Schlagobers(-sahne) erinnert.

Fett-weg-Tipp Nr. 52

Magermilch aufschäumen, bevor Sie diese zum Kaffee geben.

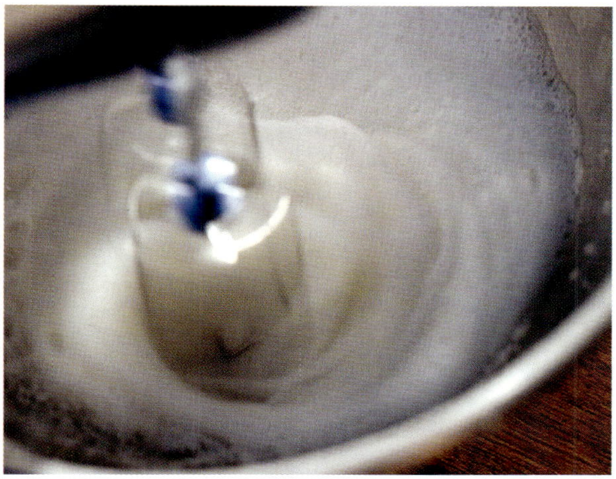

Angaben pro 100 g	kcal	g Fett
Vollmilch	64	4
Magermilch	40	1
Kaffeeobers(-sahne), 20 % Fett	203	20
Kaffeeobers(-sahne), 15 % Fett	163	15
Kaffeeobers(-sahne), 10 % Fett	117	10

Koffeinhaltiger Kaffee oder auch schwarzer und grüner Tee haben auf Grund des enthaltenen Koffeins eine entwässernde Wirkung. Trinken Sie deshalb zu jeder Tasse ein Glas Wasser.

Verhaltens-Tipp Nr. 44

Wasser zum Kaffee oder schwarzen Tee sorgt für eine ausgeglichene Flüssigkeitsbilanz!

Fruchtsäfte ersetzen Sie am besten durch die ganze Frucht. Wenn Sie aber auf den Orangensaft nicht verzichten wollen, dann pressen Sie nicht nur die Orangen selbst aus, sondern pürieren die ganzen geschälten Orangen mit einem leistungsstarken Mixstab. Damit haben Sie alle Ballaststoffe und sonstige Schutzstoffe des Obstes in Ihrem Saft.

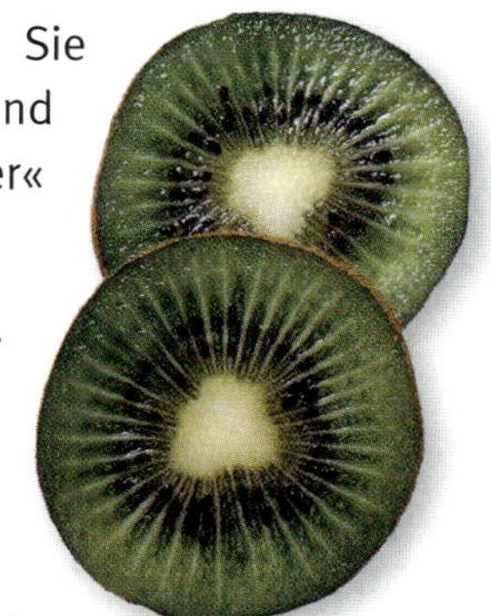

Dieses Fruchtmus verdünnen Sie nun mit Mineralwasser und fertig ist Ihr frisch »pürierter« Fruchtsaft.

Früchte (z. B. Wassermelonen, Kiwis, Orangen, Äpfel) können so auch nach Belieben kombiniert werden.

Geben Sie dazu noch ein bis zwei Esslöffel zarte Haferflocken und gießen mit etwas ungesüßter Molke auf, dann haben Sie ein Frühstücksgetränk, das auch bei enormer Zeitknappheit mithilft, den Vitaminbedarf zu decken.

Verhaltens-Tipp 45

Früchte am besten als Ganzes essen oder pürieren und mit Mineralwasser aufspritzen!

Rezepte für 1 Person

Vollkornbrot mit Topfenaufstrich (Quark-)

1 Scheibe Vollkornbrot (60 g)
50 g Magertopfen, verrührt mit frischen Kräutern
1 Tomate oder einige Gurkenscheiben oder Radieschen, jeweils ca. 100 g
Salz, Pfeffer

Nährwerte:
160 kcal, 670 kJ, 10,8 g EW, 0,8 g Fett, 26,3 g KH

Rezepte

Süßes Knäckebrot

2 Scheiben Knäckebrot
50 g Magertopfen(-quark)
2 EL Fruchtmus

Nährwerte:
125 kcal, 522 kJ, 8,9 g EW, 0,5 g Fett, 20,0 g KH

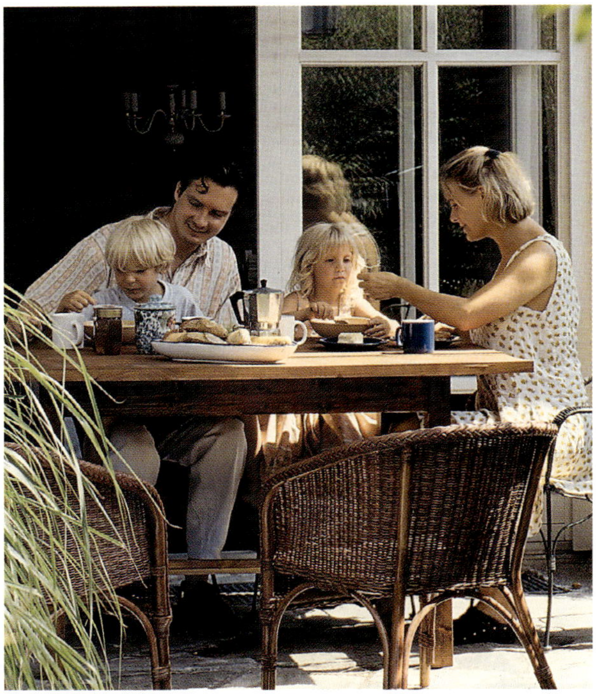

Nach einem ausgiebigen Frühstück verzichten Sie auf das Mittagessen.

Frühstück am Wochenende

Üblicherweise fällt ein Frühstück am Wochenende anders aus als während der Woche. Man hat mehr Zeit und kann so in Ruhe die erste Mahlzeit des Tages genießen. Nachdem man mehr Zeit hat, isst man auch meistens mehr.

Mehr essen heißt aber auch nicht, dass man automatisch Unmengen an Kalorien oder Fett essen muss. »Verdünnen« Sie die Energiedichte des ausgiebigen Sonntagsfrühstücks mit Obst und Gemüse und verzichten Sie auf die erste Zwischenmahlzeit bis zum Mittagessen.

Wer spät frühstückt, sollte dies als Brunch sehen und das Mittagessen ruhig ausfallen lassen. Auch wenn sich der Hunger pünktlich zur Mittagszeit meldet, widerstehen Sie der Versuchung und canceln Sie eine Mahlzeit.

! Fett-weg-Tipp Nr. 53

Lunch-Canceling nach ausgiebigem Frühstück!

Wenn Sie Lust auf Eier haben, dann greifen Sie zum weichen Ei. Für Rühreier oder Ham and Eggs verwendet man immer mindestens zwei Eier.

Nachdem ein Eidotter aber bereits fast die Menge an Cholesterin liefert, die man pro Tag höchstens zu sich nehmen soll, ist ein Ei genug.

Für jeden zusätzlichen Eidotter (Fett und Cholesterin sitzen nur dort) können Sie auch noch zusätzlich 7 g Fett rechnen.

Eierspeise aus 2 Eiern
246 kcal / 19 g Fett

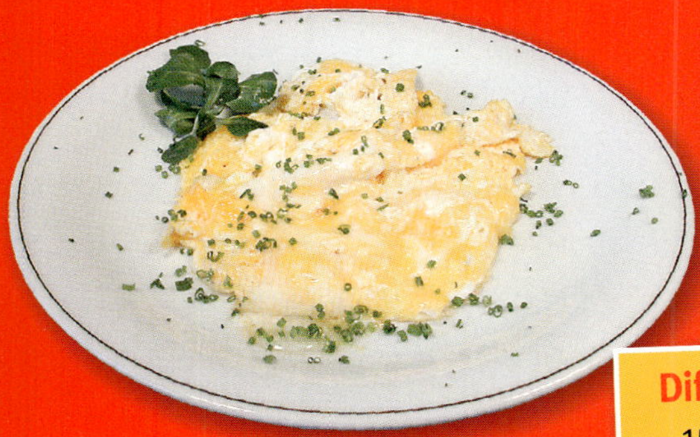

1 weiches Ei
89 kcal, 7 g Fett

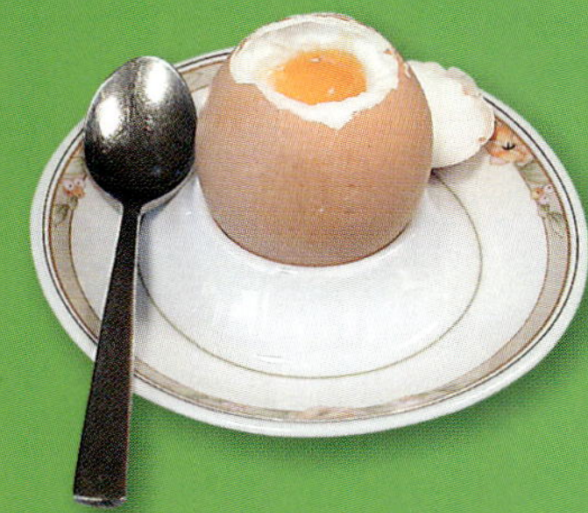

Differenz:
157 kcal
12 g Fett

Sie können Ihr Rührei auch aus einem ganzen Ei und zwei Eiweißen zubereiten. Damit sparen Sie zwei Eidotter ein, also 14 g Fett und fast 600 mg Cholesterin.

Verzichten Sie beim Frühstück lieber auf:

- Croissants
- Plundergebäck
- Blätterteiggebäck
- Leberpasteten
- Streichwurst
- Butter, Margarine
- Fettreiche Wurstsorten wie Salami, Kantwurst, Mortadella, usw.
- Fettreiche Käsesorten
- Ham and Eggs
- Rühreier
- Kaffeeobers, Sahne
- Müsli, gezuckert

Jause

Kleine, kalorienarme Snacks zwischendurch verhindern Heißhungerattacken. Wer lange Zeiträume zwischen den Mahlzeiten hat, stürzt sich mit aller Wahrscheinlichkeit aufs nächste Essen. Heißhunger bedeutet aber auch immer, dass man nicht nur zu viel, sondern auch meist das Falsche isst. Wer hat dann noch die Geduld Gemüse zu putzen und zu schneiden oder geduldig darauf zu warten bis das gesunde Getreide endlich gar ist. Traditionelle Zwischenmahlzeiten wie beispielsweise die Leberkäse- oder viele Wurstsemmeln sind wahre Energie- und Fettbomben.

Angaben pro Portion	kcal	g Fett
Bratwurst, 1 Stück	525	49,6
Hot Dog	560	32
Schinken-Käse-Toast	518	32
Semmel mit Extrawurst	265	12
Semmel mit Kantwurst	398	25
Semmel mit Leberkäse	450	27

Fett-weg-Tipp Nr. 54

Ideale Zwischenmahlzeiten sind Obst, Gemüse und natürlich auch magere Milchprodukte.

Süßes Obst stillt zusätzlich auch noch den Appetit auf Süßes.

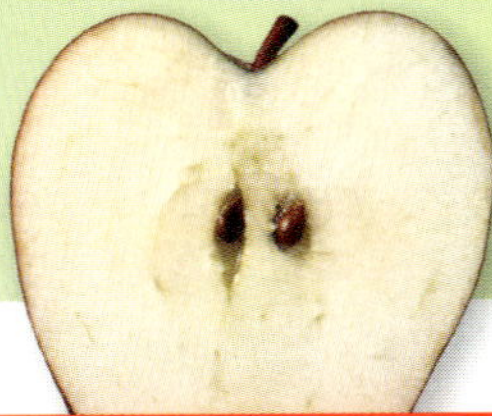

Für die Energiemenge einer Leberkäsesemmel (450 kcal) könnte man zwei Stück Kornweckerl mit Putenschinken, 2 Tomaten und noch 2 Essiggurken essen. Oder auch 2 Äpfel, 1 Banane und 4 Orangen.

Fett-weg-Tipp Nr. 55

Kleine, kalorienarme Snacks (Obst, magere Milchprodukte) zwischendurch verhindern Heißhungerattacken!

1 Stück Leberkäse(Fleischkäse-)semmel

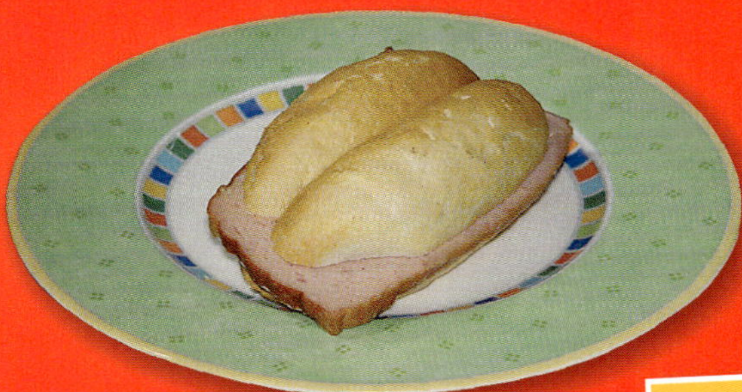

450 kcal

1 Stück Kornweckerl mit Putenschinken,
2 Stück Tomaten,
1/2 Stück Gurke,
2 Stück Äpfel,
1/4 l Buttermilch

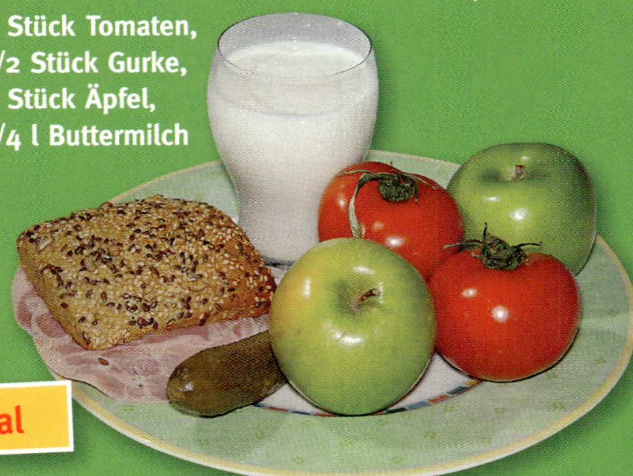

1 Stück Topfengolatsche (Quarktasche)

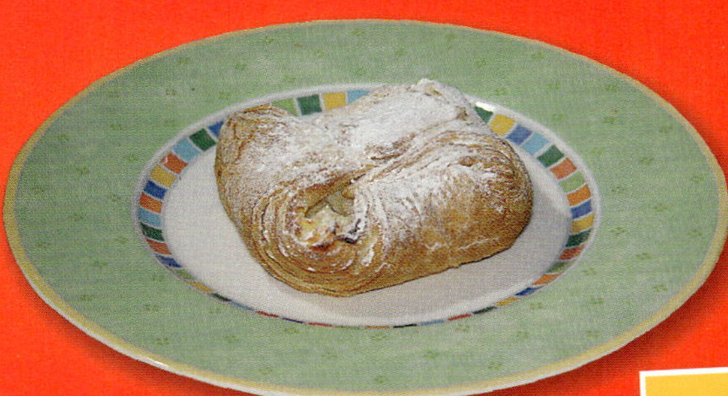

430 kcal

1 Stück Banane, 2 Stück Äpfel, 3 Stück Orangen, 1/2 Stück Kiwi

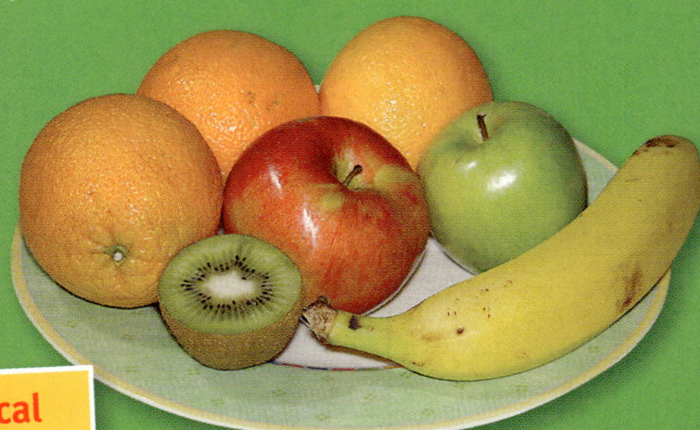

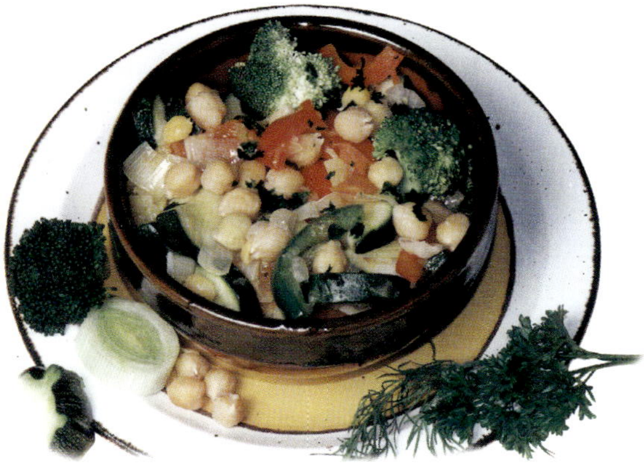

Mittagessen

Das Mittagessen wird nur mehr sehr selten im Kreise der Familie eingenommen. Viele haben sehr wenig Zeit oder auch nicht die Möglichkeit in Ruhe Mittag zu essen. Üblicherweise sollte es eine »leichte« Mahlzeit sein. Leicht steht hier für leicht verdaulich, nicht belastend und natürlich auch für wenige Kalorien. Üppige, fettreiche Mahlzeiten belasten und machen müde. Dementsprechend sinkt die Leistungsfähigkeit. Salate und Suppen (natürlich keine Cremesuppen) sind ideal. Gegrillter Fisch und mageres Fleisch können auch in kleinen Portionen genossen werden. Verzichten Sie lieber auf diverse Nachspeisen und essen zum Abschluss ein Stück Obst.

Der Umfang des Mittagessens sollte sich aber auf alle Fälle nach dem Abendessen richten.

Wer am Abend kocht oder vielleicht in ein Restaurant geht oder eingeladen ist, sollte überhaupt nur einen kleinen Snack zu sich nehmen.

! Fett-weg-Tipp Nr. 56

Leichte Gerichte belasten weder das Energiekonto, noch den Verdauungstrakt.

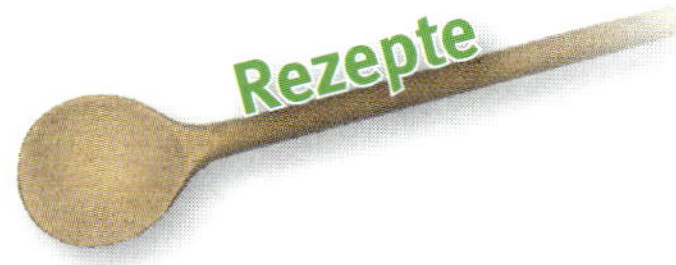

Karottenpuffer mit Knoblauchjogurt

500 g Karotten
2 Eier
50 g Haferflocken
50 g Mehl
einige Tropfen Zitronensaft
Salz, Pfeffer
etwas geriebene Muskatnuss
1 EL Olivenöl
1 Becher Magerjogurt
2 – 3 Knoblauchzehen
Salz

Karotten schälen, fein raspeln und mit den übrigen Zutaten vermengen. Das Öl in einer Pfanne heiß werden lassen und aus der Karottenmasse kleine Häufchen hineingeben. Flach drücken und auf beiden Seiten bei geringer Hitze braten.

In der Zwischenzeit das Jogurt ablaufen lassen und mit Salz und dem gepressten Knoblauch verrühren.

Nährwerte pro Portion:
210 kcal, 879 kJ, 10,1 g EW, 7,1 g Fett, 25,0 g KH

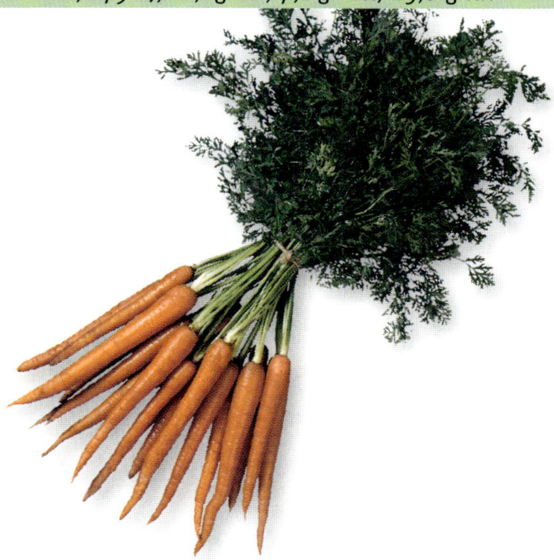

Alle Rezepte sind für 4 Personen.

Nudel-Gemüse-Salat

200 g Nudeln
200 g Karotten
200 g Brokkoli
200 g Erbsen
1 große Zwiebel (100 g)
3 EL Aceto Balsamico
1 KL Olivenöl
50 g geriebener Bierkäse
Salz, Pfeffer, frischer Schnittlauch

Nudeln kochen, abseihen, auskühlen lassen. Gemüse putzen, Karotten in Scheiben schneiden und Brokkoli in Röschen teilen. Gemüse bissfest kochen. Ausgekühlt unter die Nudeln mischen, Zwiebel fein hacken und mit dem Essig-Öl-Gemisch unterheben. Mit geriebenem Käse und frischem, geschnittenem Schnittlauch bestreuen.

Nährwerte pro Portion:
285 kcal, 1.194 kJ, 15,3 g EW, 4,1 g Fett, 45,2 g KH

Putengulasch mit Kartoffeln

500 g Putenbrust
200 g Zwiebeln, 2 Knoblauchzehen
200 g geschälte Tomaten aus der Dose
3 EL Tomatenmark
2 EL Paprikapulver, edelsüß
Chili, Salz, 1 EL Olivenöl
400 g Kartoffeln

Putenfleisch in Würfel schneiden. Zwiebeln in Ringe schneiden und in erhitztem Öl anbraten. Fleisch dazugeben, etwas mitbraten lassen. Tomaten, Tomatenmark und Gewürze dazugeben und mit Wasser aufgießen, bis das Fleisch bedeckt ist. Bei mittlerer Hitze köcheln lassen, bis das Fleisch weich ist.
Kartoffeln in der Schale kochen, zum Putengulasch servieren.

Nährwerte pro Portion:
277 kcal, 1.160 kJ, 34,7 g EW, 4,9 g Fett, 22,0 g KH

Abendessen

Das Abendessen entwickelt sich immer mehr zur Hauptmahlzeit. Endlich ist man zu Hause und hat Zeit in Ruhe zu essen. Eigentlich sollte aber das Abendessen eine kleinere Mahlzeit sein. Ein voller Bauch am Abend führt nicht selten zu schlechten Träumen und unruhigem Schlaf. Drei Stunden vor dem Zu-Bett-Gehen sollten Sie auf alle Fälle keine größere Mahlzeit mehr essen. Große Mahlzeiten vor dem Zu-Bett-Gehen verhindern nämlich auch die Ausschüttung des Wachstumshormons. Dieses Hormon ist aber für die Verstoffwechselung und die Fettverbrennung mitverantwortlich. Es ist also auch ratsam, zumindest zweimal pro Woche auf das Abendessen zu verzichten. Dinner-Canceling ist hier die Devise. Dies ist aber sehr schwer einzuhalten. Wenn schon Abendessen, dann so wenig wie möglich und so fettarm wie möglich.

! Fett-weg-Tipp Nr. 57

Verzichten Sie ganz bewusst zweimal pro Woche auf das Abendessen!

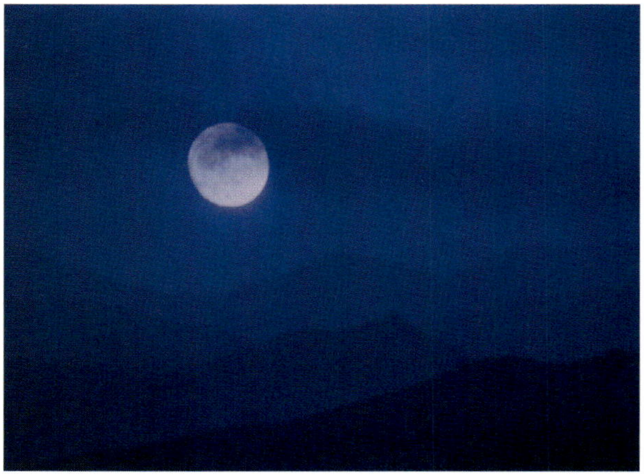

Gefüllte Tomaten

4 große Tomaten
200 g Cottage Cheese
1/2 grüner Paprika
Knoblauch, frisches Basilikum
Salz, Pfeffer
4 Scheiben Vollkornbrot

Von den Tomaten Deckel abschneiden, aushöhlen und umgedreht austropfen lassen. Hüttenkäse mit fein gewürfeltem Paprika und den Gewürzen vermischen und in die Tomaten füllen. Mit Vollkornbrot servieren.

Nährwerte pro Portion:
248 kcal, 814 kJ, 12,3 g EW, 3,2 g Fett, 28,1 g KH

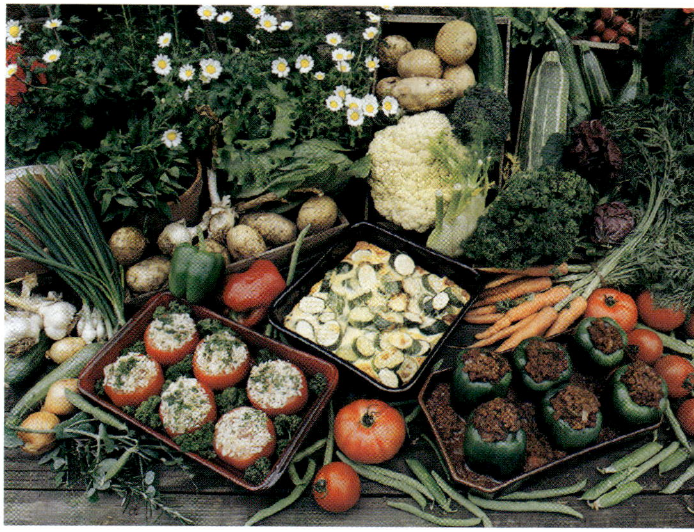

Gefüllte Fischfilets

750 g Kabeljaufilet
1 große Zwiebel (100 g)
2 große Tomaten (200 g)
4 Scheiben Schmelzkäse light (80 g)
Saft einer Zitrone
Salz, Pfeffer
frische Petersilie

Fischfilets mit Zitronensaft beträufeln, würzen. Backpapier aufs Backblech geben. Die Hälfte der Fischfilets aufs Papier legen. Mit den in Ringen geschnittenen Zwiebeln belegen. Als nächste Schicht die in Scheiben geschnittenen Tomaten darauf legen und dann den Käse darauf verteilen, mit den restlichen Fischfilets bedecken. Alufolie darüber geben, bei ca. 200 °C Heißluft ca. 20 Minuten im Backrohr garen. Vor dem Anrichten mit frisch gehackter Petersilie bestreuen.

Am besten passt gekochter Reis und Tomatensalat als Beilage dazu.

Nährwerte pro Portion:
204 kcal, 852 kJ, 38,8 g EW, 3,8 g Fett, 2,7 g KH

Schnelle Putenpfanne

500 g Putenbrust
100 g Gewürzgurken
2 EL Kapern
1 EL Senf
1/2 TL Paprikapulver
Salz, Pfeffer
1 KL Olivenöl

Putenbrust in feine Streifen schneiden. Öl erhitzen, Fleisch anbraten, immer wieder umrühren. Würzen und die klein gewürfelten Gurkenstücke und Kapern unterrühren. Kurz weiterdünsten.

Wenn es ganz schnell gehen soll, eignet sich Baguette als ideale Beilage und ein knackiger Blattsalat.

Nährwerte pro Portion:
150 kcal, 626 kJ, 30,4 g EW, 2,6 g Fett, 0,6 g KH

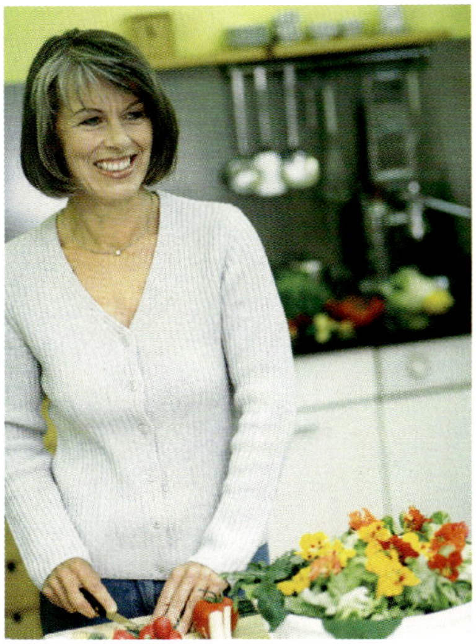

Zweimal kochen?

Auch für diejenigen, die keine Gewichtsprobleme haben, ist es sehr gesund auf den Fett- und Zuckergehalt der einzelnen Speisen zu achten. Daher ist es nicht notwendig, für einzelne Familienmitglieder verschiedene Speisen zuzubereiten. Für diejenigen, die nicht auf ihre Figur achten müssen, werden eventuell größere Mengen kredenzt.

Wünscht sich die Familie am Sonntag das klassische Wiener Schnitzel oder auch eine ordentliche Portion Schweinsbraten, ist auch das kein Problem oder ein Grund, für sich etwas anderes zu kochen. Wenn schon Schnitzel, dann aber mit viel Salat (natürlich ohne Mayonnaise) und mit fettarmen Beilagen wie Reis oder gekochten Kartoffeln.

! Verhaltens-Tipp Nr. 46

Gönnen Sie auch Ihren Familienmitgliedern Ihre leichte Küche. Die ist nämlich für alle gesund.

Snacks beim Fernsehen

Beim Fernsehen wird meistens unkontrolliert genascht. Alles was am Tisch steht und in erreichbarer Nähe ist, wird dann wahllos in den Mund gestopft, fette Nüsse, Salzstangen, Popcorn oder Süßigkeiten. Um dem vorzubeugen empfiehlt es sich, einfach Gemüse in Streifen zu schneiden und mit verschiedenen Dip-Soßen zu reichen.

Es wird garantiert zugegriffen. Auch in vielen Lokalen wird diese gesunde Alternative bereits angeboten. Somit wird das Bedürfnis nach Naschereien auf eine gesunde Art gestillt.

! Fett-weg-Tipp Nr. 58

Knabbern Sie Gemüse statt fettreicher Knabbereien!

Bedenken Sie, dass Sie theoretisch statt einer kleinen Packung geröstete Erdnüsse (60 g = 360 kcal) 1,7 kg Karotten (!) essen könnten oder statt einer großen Packung Kartoffelchips (200 g = 1.100 kcal) sogar unvorstellbare 5,2 kg Karotten.

Sie sparen aber schon, wenn Sie statt einer Packung Kartoffelchips (200 g) eine Packung Popcorn (90 g) essen.

! Fett-weg-Tipp Nr. 59

Wer Lust auf eine süße Knabberei hat, kann zu Reiswaffeln greifen. Diese gibt es mittlerweile in vielen Geschmacksrichtungen.

Gemüsesticks mit Dip-Soßen

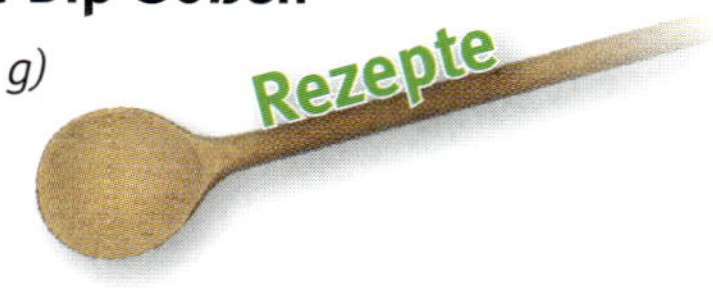

4 kleine Karotten (200 g)
1 Salatgurke
1 Stangensellerie
1 roter Paprika
1 gelber Paprika
6 Radieschen

Das Gemüse waschen und in Stifte schneiden. Hübsch in Weingläsern arrangieren.

Nährwerte pro Portion:
85 kcal, 360 kJ, 4,0 g EW, 0,5 g Fett, 14,1 g KH

Kräuter-Dip

1 Becher Magerjogurt
1 EL Kren, gerieben
Schnittlauch, Petersilie, Basilikum
einige Spritzer Zitronensaft
Salz, Pfeffer

Kräuter waschen und fein hacken, alle Zutaten kräftig miteinander vermischen.

Nährwerte pro Portion (30 g):
26 kcal, 57 kJ, 1,5 g EW, 0 g Fett, 1,6 g KH

Feuriger Dip

1 Becher Magerjogurt
2 EL Paprikapulver, edelsüß
Chili
Salz, Pfeffer

Zutaten miteinander vermischen.

Nährwerte pro Portion (30 g):
27 kcal, 59 kJ, 1,5 g EW, 0 g Fett, 1,7 g KH

Knoblauch-Dip

1/2 Becher Magerjogurt (125 g)
1/2 Becher Hüttenkäse 10 % Fett (100 g)
1 Knoblauchzehe
Salz, einige Spritzer Essig

Hüttenkäse pürieren und mit dem Magerjogurt verrühren. Knoblauch dazupressen, würzen und nochmals kräftig vermischen.

Nährwerte pro Portion (30 g):
20 kcal, 84 kJ, 2,3 g EW, 0.5 g Fett, 1,2 g KH

Hot Salsa

4 reife Tomaten
1 Chilischote
1 kleine Zwiebel
1 Bund Petersilie
1 EL Zitronensaft
1 EL Balsamicoessig
Salz, Pfeffer

Tomaten beim Stielansatz kreuzweise einschneiden und kurz ins heiße Wasser geben. Anschließend häuten. Zwiebel und Petersilie fein hacken. Chilischote entkernen und fein hacken. Alle Zutaten mit dem Mixer oder in einer Küchenmaschine passieren.

Nährwerte pro Portion (30 g):
11 kcal, 46 kJ, 0,5 g EW, 0,1 g Fett, 1,6 g KH

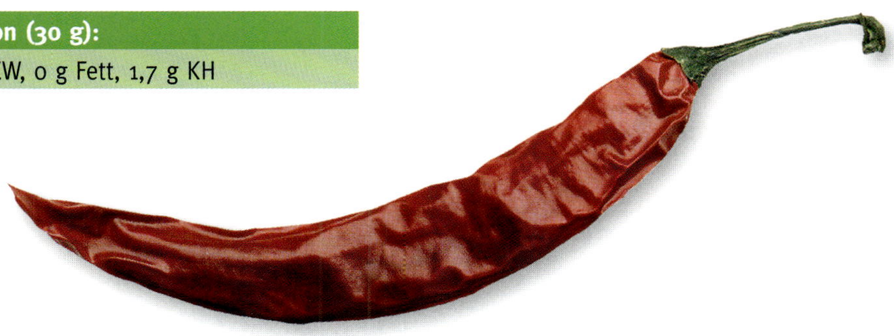

Gästebewirtung

Als Gastgeber ist man in der herrlichen Lage die Speisen so zu gestalten, dass der Fett- und Kaloriengehalt niedrig ist, das Essen trotzdem oder gerade deshalb ein toller Erfolg wird. Außerdem kann man die Portionsgrößen selbst wählen, denn niemand fordert die Gastgeber auf, nochmals kräftig nachzuschlagen.

Raffinierte Vorspeisen wie Gemüse- oder Buttermilchterrinen lassen sich bereits am Vormittag vorbereiten. Natürlich kann das gemeinsame Essen aber auch mit jeder Art von Salat begonnen werden.

Sehr einfach in der Vor- und Zubereitung ist ein Fondue. Die Vorbereitungen können im Laufe des Tages erledigt werden. Man hat dann in geselliger Runde nicht die Verpflichtung alleine in der Küche am Herd zu stehen. Man kann sich voll den Gästen widmen. Natürlich kann man kein klassisches Käsefondue offerieren, sondern eine »Leicht-Variante«. Hier kann man das Fett im Fonduetopf

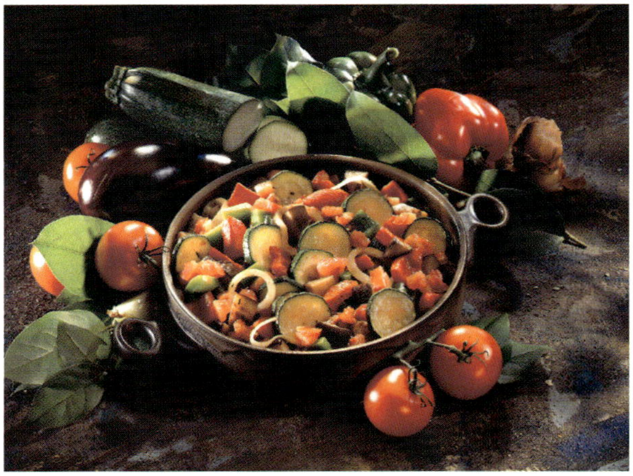

Auch eine »gesunde Kost« wird Ihre Gäste begeistern.

durch eine Rindsuppe oder auch durch Rotwein ersetzen. Bei den Soßen verwendet man statt Mayonnaise ganz einfach Magerjogurt. Dazu gibt es noch reichlich Salat. Mit dieser Variante wird nach dem Essen auch niemand Magendrücken haben.

Als Nachspeise eignen sich Fruchtsalate oder Fruchtsorbets, die Sie mit einem Mixer ganz einfach herstellen können. Dazu nehmen Sie eingefrorenes Obst. Dieses geben Sie mit etwas Jogurt in den Mixer und pürieren es. Es entsteht ein köstliches Fruchtsorbet, das Sie mit frischen Früchten garnieren können.

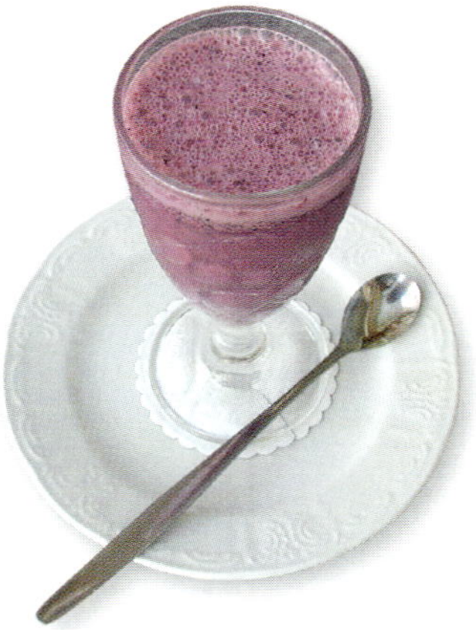

Genauso können Sie auch Einladungen zum Kaffee gestalten. Machen Sie einen Kuchen oder eine Torte, die nicht aus unzähligen Eiern, fetten Cremen oder Unmengen Obers (Sahne) besteht. Köstliche Obsttorten aus Biskuit mit Jogurtcreme und Früchten werden genauso ihren Anklang finden.

! Fett-weg-Tipp Nr. 60

Überzeugen Sie Ihre Gäste mit eigenen, raffinierten Low-fat-Gerichten!

Gebratenes Gemüse im Wok mit Glasnudeln

150 g Glasnudeln
8 getrocknete Shitake-Pilze
250 g Chinakohl
100 g Karotten
150 g Blattspinat
1 EL Sesamöl
2 EL Sojasoße
2 Knoblauchzehen
1 TL Maisstärke
etwas Wasser

Glasnudeln in Wasser kochen, bis sie weich sind. Pilze ca. 20 Minuten wässern, dann ausdrücken und klein schneiden. Den Kohl in Streifen, die Karotte in Scheiben schneiden. Blattspinat blanchieren, hacken. Wok erhitzen, Öl dazugeben, das Gemüse kurz anbraten und unter ständigem Rühren einige Minuten braten. Aus den restlichen Zutaten eine Soße bereiten und über das Gemüse gießen. Glasnudeln dazumischen, nochmals kräftig verrühren und sofort servieren.

Nährwerte pro Portion:
200 kcal, 839 kJ, 7,2 g EW, 4,2 g Fett, 34,3 g KH

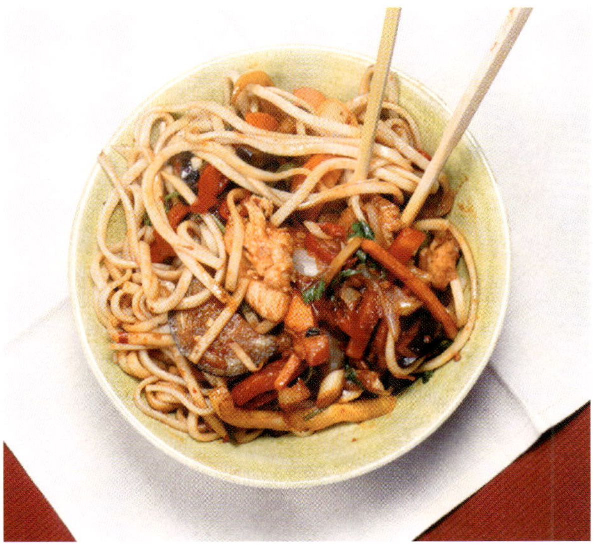

Farfalle mit Pilzen und Karotten

300 g Farfalle
250 g frische Pilze
200 g Karotten
2 Knoblauchzehen
1 EL Olivenöl
Salz, Pfeffer
Thymian, Oregano
frische Petersilie

Farfalle in reichlich Salzwasser bissfest kochen. In der Zwischenzeit Pilze putzen und in Scheiben, Karotten in feine Stifte schneiden. Olivenöl in der Pfanne erhitzen, gepressten Knoblauch anschwitzen, Pilze und Karotten dazugeben, würzen. Kochen bis die Pilze gar sind, dazwischen mehrmals umrühren. Die fertige Soße über die abgeseihten Nudeln gießen und mit der gehackten Petersilie bestreuen.

Nährwerte pro Portion:
304 kcal, 1.291 kJ, 11,5 g EW, 4,8 g Fett, 54,0 g KH

Rotweinfondue mit verschiedenen Soßen

Fleisch pro Portion:
50 g Rindslungenbraten
50 g Schweinsfilet
50 g Putenfrankfurter
1 l Rotwein

Fleisch in kleine Würfel schneiden und in Fondueschüsseln anrichten. 1 l Rotwein im Fonduetopf am Herd vorwärmen, am Tisch anrichten, mit Soßen und frischem Baguette servieren.

Nährwerte pro Portion:
198 kcal, 825 kJ, 32,3 g EW, 7,4 g Fett, 0 g KH

Cocktailsoße

1 Becher Magerjogurt (200 g)
2 EL scharfes Ketchup
3 EL mildes Ketchup
2 EL Sherry
1 EL Worcestersoße
etwas Salz

Alle Zutaten kräftig miteinander verrühren.

Nährwerte pro Portion (30 g):
18 kcal, 74 kJ, 1,1 g EW, 0,4 g Fett, 1,7 g KH

Kräutersoße

1 Becher Magerjogurt (200 g)
Schnittlauch, Petersilie
50 g Zwiebel
50 g Essiggurke
1 KL Senf
Salz, Pfeffer

Schnittlauch und Petersilie sowie Zwiebel und Essiggurke fein hacken. Alle Zutaten kräftig miteinander verrühren.

Nährwerte pro Portion (30 g):
12 kcal, 50 kJ, 0,8 g EW, 0,3 g Fett, 1,5 g KH

Knoblauchsoße

1 Becher Magerjogurt
3 Knoblauchzehen
Salz

Knoblauch pressen, mit Salz bestreuen. Stehen lassen, bis sich das Salz auflöst, mit dem Jogurt verrühren.

Nährwerte pro Portion (30 g):
14 kcal, 56 kJ, 1,0 g EW, 0,3 g Fett, 1,4 g KH

Zwiebelsenf

200 g Zwiebeln
100 g Senf

Zwiebeln ganz fein hacken und mit dem Senf verrühren.

Nährwerte pro Portion (30 g):
14 kcal, 58 kJ, 0,8 g EW, 0,5 g Fett, 1,5 g KH

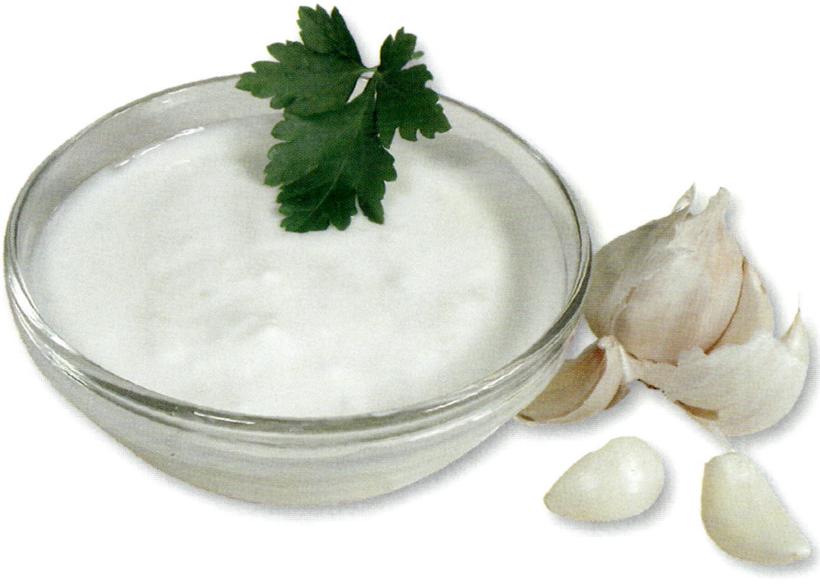

Essen außer Haus

Immer öfter wird außer Haus gegessen. Ob mittags in der Kantine oder auch abends in diversen Restaurants. Das Angebot reicht von der traditionellen Küche bis hin zum klassischen Fastfood-Restaurant.

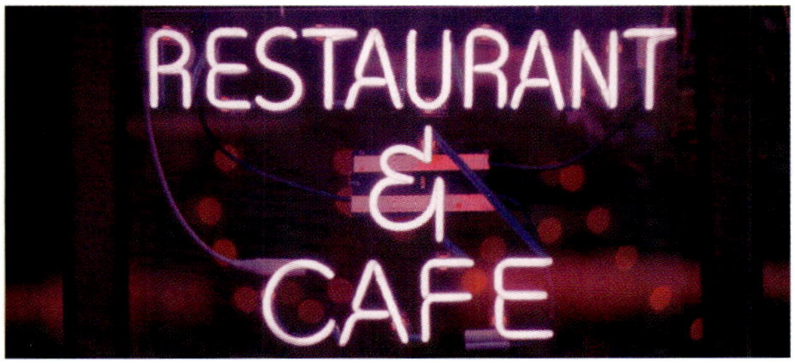

Unabhängig vom Verpflegungsbetrieb und der Art der Speisen hat man aber immer die Möglichkeit, das Richtige auszuwählen. Der Besuch eines Restaurants sollte daher immer ein Grund zur Freude sein. Schlemmen ohne schlechtes Gewissen ist die Devise. Auch Personen mit Gewichtsproblemen müssen auf diese Annehmlichkeiten nicht verzichten, wenn ein paar einfache Regeln beachtet werden.

! Fett-weg-Tipp Nr. 61

Wählen Sie, egal ob in diversen Restaurants, unterwegs im Flugzeug oder in der Kantine, immer ganz bewusst aus dem Speisenangebot aus. Sie finden immer eine energie-, fett- und zuckerarme Alternative.

Essen im Restaurant

Beurteilen Sie Restaurants nicht nach der Portionsgröße. Große Portionen verleiten ganz einfach, dass man zu viel isst. Vergessen Sie das Sprichwort: »Lieber sich den Magen verrenken, als dem Wirt etwas schenken«. Es ist eine ganz einfache Rechnung: Alles was Sie zu viel essen, müssen Sie entweder später wieder einsparen oder durch eine Extraeinheit Sport wieder abbauen.

Überlegen Sie sich, ob das Essen auf Ihrem Teller dies tatsächlich Wert ist. Wenn ja, dann genießen Sie es, wenn nein, dann lassen Sie ruhig etwas zurückgehen.

Lassen Sie sich aber auch nicht die Reste von anderen aufdrängen, einen kleinen Bissen kosten, ist hingegen immer erlaubt.

! Verhaltens-Tipp Nr. 47

Bestellen Sie keine Super-Size-Portionen!

Egal ob es sich um Lokale mit inländischer oder ausländischer Kost handelt, sollte man sich nur die fettarmen Köstlichkeiten aussuchen.

In vielen Lokalen bekommen Sie, um die Zeit zwischen Bestellung und Service des Essens zu überbrücken, Brot und Butter oder auch andere fette Köstlichkeiten auf den Tisch. Greifen Sie erst gar nicht hin. Ehe Sie sich versehen, haben Sie bereits die Kalorienmenge eines ganzen

Menüganges verspeist. Wenn Sie aber nicht widerstehen können oder schon sehr hungrig sind, dann essen Sie nur das Brot und verzichten auf den fettreichen Aufstrich.

Fett-weg-Tipp Nr. 62

Brot und Butter vor der Vorspeise lieber stehen lassen!

Als Vorspeise eignen sich alle Salate. Leider sind diese oft richtig in Öl und Dressing ertränkt. Am besten ist es, wenn Sie Ihr Dressing selbst mixen. Bestellen Sie Essig und Öl und bestehen Sie auch darauf, dass Ihnen diverse Dressings (zum Beispiel auf Jogurtbasis) immer separat serviert werden. So können Sie die Dressingmenge selbst bestimmen. Meiden Sie alle Vorspeisen, Pasteten und Gerichte mit Mayonnaise.

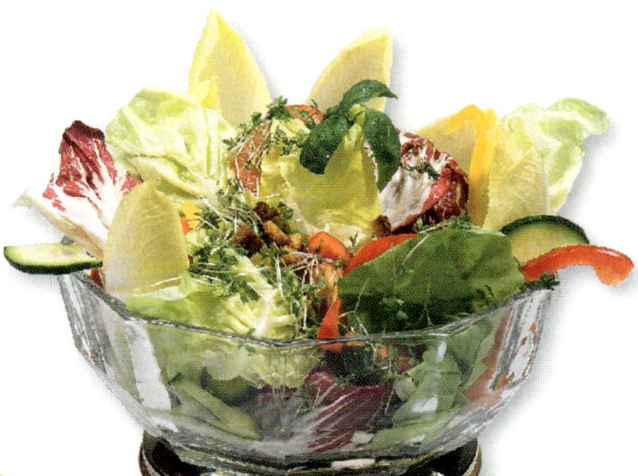

Fett-weg-Tipp Nr. 63

Salate (ohne Speck, Käsestreifen, gebratene Croûtons, Schinken oder Avocados) sind ideale Vorspeisen!

Suppen sind fast immer mit Obers (Sahne) verfeinert oder sie haben sehr energiereiche Einlagen (z. B. Leberknödel). Ein Teller Rindsuppe mit Leberknödeln hat bereits 364 kcal und mit Frittaten 260 kcal. Gemüsecremesuppen haben mindestens 150 kcal pro Teller.

Fett-weg-Tipp Nr. 64

Verzichten Sie lieber auf Cremesuppen und Suppen mit diversen Einlagen!

Meiden Sie unbedingt Frittiertes und Gebackenes. Fleisch und Fisch natur oder gegrillt können Sie ohne Reue essen.

Meiden Sie sicherheitshalber Soßen. Sie brauchen dies nur bei Ihrer Bestellung bekannt geben.

Leider entpuppen sich auch fast alle vegetarischen Gerichte als wahre Fettbomben. Eier und Obers (Sahne) machen auch diese zu sehr ungünstigen Speisen. Käsespätzle und Eiernockerln sind reich an versteckten Fetten.

Gemüse wird oft paniert und noch dazu mit deftigen Soßen angeboten. Gemüse- und Getreidelaibchen schwimmen noch im Öl und werden auch immer mit einer deftigen Soße gereicht.

Fett-weg-Tipp Nr. 65

Geeignete Hauptspeisen sind kleine gegrillte oder gebratene Fleisch- und Fischportionen, Salate, Pfannengerichte mit Gemüse und fettarmen Beilagen (Petersilienkartoffeln, Reis).

Angaben pro Portion	kcal	g Fett
Forelle, gegrillt (167 g)	93	1,1
Schollenfilet, gebr. (170 g)	176	8,1
Gemüserisotto (200 g)	190	6,0
Salatplatte (230 g)	153	10
Hühnerbrust, gebr. (155 g)	214	6,3
Putenbrust, gebr. (155 g)	225	6,5
Gemüsegulasch (390 g)	260	12
Beefsteak (200 g)	295	10
Krautfleckerln (385 g)	342	2

Angaben pro Portion	kcal	g Fett
Sauerkraut (125 g)	25	0,4
Waldviertler Knödel (100 g)	94	0,9
Gemüse, natur (150 g)	98	1,2
Reis, gedünstet (150 g)	167	0,3
Kartoffelpuffer (140 g)	222	13
Nudeln, gekocht (210 g)	309	2,3
Bratkartoffeln (170 g)	310	20
Semmelknödel (150 g)	340	7
Nockerln (160 g)	410	9,5

Bei den Beilagen stehen Sie nun auch wieder vor der Qual der Wahl. Kartoffeln in Form von Petersilienkartoffeln ja, aber nein zu Pommes oder Bratkartoffeln. Ideal sind auch Reis und alle Arten von Gemüse ohne Soße. Zögern Sie auch nicht die Beilage umzubestellen. Es müssen ja auch nicht die Kroketten zum Fleisch sein. Falls Sie Lust auf Knödel haben, dann wählen Sie Kartoffelknödel (z. B. Waldviertler Erdäpfelknödel) statt Semmelknödel. Bestellen Sie auch hier ruhig eine große Portion Beilage und eine kleine Portion Fleisch. Man wird Sie vielleicht etwas verwundert ansehen, aber Sie werden sehen, Sie bekommen tatsächlich das, was Sie wollen.

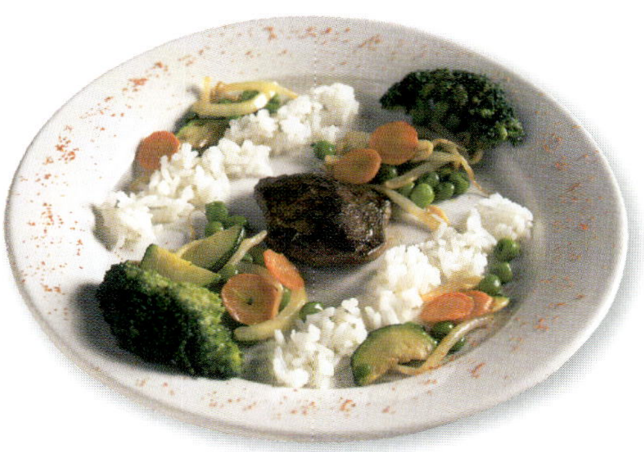

Bei den Nachspeisen und Desserts kann man durch die gezielte Auswahl Energie-, Fett- und Zuckerfallen meiden. Überlegen Sie vorerst in Ruhe, ob Sie überhaupt noch etwas brauchen. Brauchen ist natürlich hier der falsche Begriff.

Nach einem Mittagessen, unabhängig von der Anzahl der Gänge, braucht der Körper natürlich nichts mehr. Eine hervorragende Alternative ist, nur Kaffee zu trinken.

Wenn Sie aber Lust auf ein Dessert haben, dann meiden Sie alle Arten von gefüllten Palatschinken, diverse Schmarren oder Mousse au Chocolat.

Wählen Sie einen Fruchtsalat und bestellen Sie diesen ohne Schlagobers(-sahne).

! Fett-weg-Tipp Nr. 66

Wenn überhaupt, sollten Sie Fruchtsalat, Jogurt- und Topfencremen (Quark-) als Nachspeise bevorzugen!

Italienisch

Beim Italiener können Sie herrlich leicht aber auch sehr deftig essen. Greifen Sie lieber nicht zu den Antipasti in Öl und Pasta ist nicht gleich Pasta. Besonders »schwer« sind Lasagne, Nudeln mit Carbonara- oder Gorgonzola-Soße. Greifen Sie hier lieber zu Pasta all´arrabiata oder Spagetti alla Napoletana. Pizzen sind auf Grund ihrer Größe auch sehr energiereich. Die entsprechenden Zutaten (Speck, Käse, Salami, Schinken) tun noch ihres dazu. Bestellen Sie nach Möglichkeit immer eine kleine Portion mit wenig Käse oder teilen Sie sich Ihre Lieblingspizza und essen dafür noch einen Salat dazu. Gegrillter Fisch kann hingegen immer auf den Teller.

Die klassischen italienischen Nachspeisen wie Tiramisu oder Panna cotta sollten auch lieber in der Küche bleiben. Fruchtsorbets und -salate sorgen dafür, dass die Energiezufuhr im Rahmen bleibt.

! Fett-weg-Tipp Nr. 67

Greifen Sie beim Italiener zu Salaten, gegrilltem Fisch, zu Pasta mit Gemüsesoße und zur kleinen Pizza mit wenig Käse!

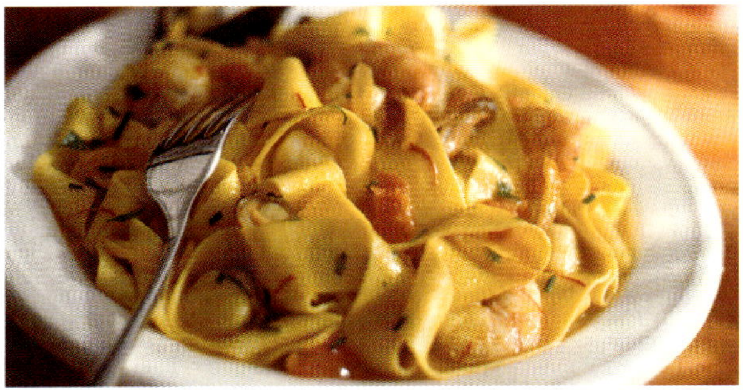

Angaben pro Portion	kcal	g Fett
Pizza Quattro Stagione (350 g)	556	23
Pizza Margherita (350 g)	695	32
Pizza Prosciutto (350 g)	764	38
Pizza mit Salami (350 g)	884	49
Lasagne (200 g)	592	34
Spagetti Bolognese (200 g)	264	18
Spagetti Napoletana (200 g)	381	11
Spagetti Carbonara (200 g)	614	22
Cozze gratinate (180 g)	572	33
Tiramisu (125 g)	303	18
Panna Cotta (170 g)	336	25

Chinesisch

Beim Chinesen haben Sie eine große Auswahl an so genannten günstigen Speisen. Meiden Sie frittierte Speisen wie Frühlingsrollen, Hummerchips und gebackene Nachspeisen. Gerichte mit Ente und Huhn mit Haut sind aber auch hier wieder Fettfallen. Knusprige Speisen sind immer frittiert und fett, also Hände weg davon. Die meisten Gerichte bestehen zum größten Teil aus Gemüse und trockenem Reis, bei denen es sich herrlich schlemmen lässt. Ein Lychee-Kompott als Nachtisch rundet das tolle Essen erst richtig ab.

! Fett-weg-Tipp Nr. 68

Wählen Sie im chinesischen Restaurant gedämpfte Gemüse- und Fischgerichte mit Reis aus!

Japanisch

Sushi liegt voll im Trend. Wenn Sie hier zugreifen, liegen Sie ganz richtig. Zwar enthält der Fisch auch Fett, aber dabei handelt es sich um mehrfach ungesättigte Fettsäuren, die für den Körper besonders wichtig sind.

Sie können aber auch gebratene Nudelgerichte oder Misosuppe wählen. Bei den Nachspeisen wird es wieder deftiger, da Reismehlbällchen, Eis oder gebackenes Obst doch beträchtliche Mengen an Zucker und Fett enthalten.

! Fett-weg-Tipp Nr. 69

Sushi und gegrillter Fisch mit Reis sind ideal!

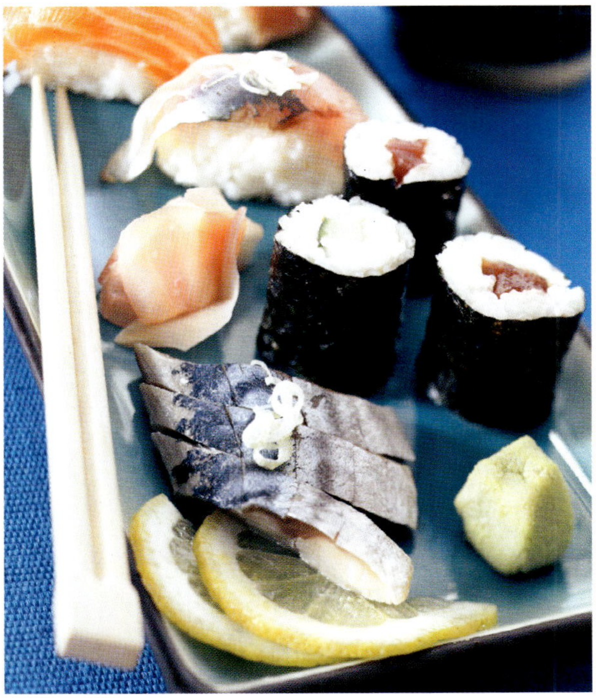

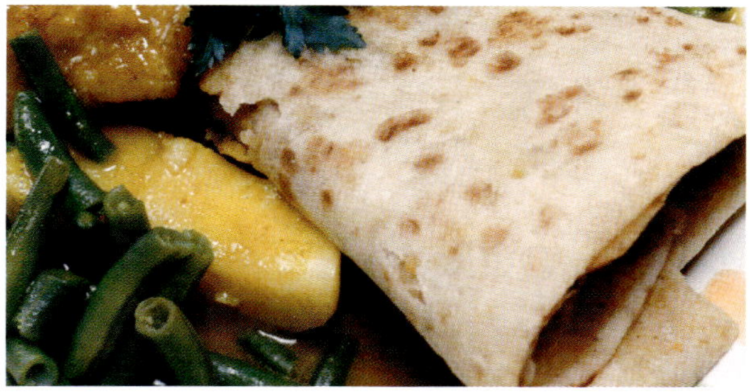

Mexikanisch

Viele mexikanische Gerichte sind sehr üppig. Gebackene Kartoffelscheiben, frittierte Zwiebelringe, Sparerips oder Chicken Wings sind eher nicht zu empfehlen. Vegetarische Tacos oder Fajitas mit Salat hingegen machen das Essen beim Mexikaner zum leichteren Genuss. Sie können auch Ofenkartoffeln (Papa al Horno) mit Gemüse oder Fleischstreifen essen. Meiden Sie aber Rahmsoßen. So wie in fast jedem Restaurant haben Sie auch hier eine reichliche Salatauswahl. Verzichten Sie lieber auf Suppen. Knoblauchcreme- und Maiscremesuppen sind meist sehr üppig. Zum Steak essen Sie lieber Folienkartoffeln statt gebackener Kartoffeln. Bei der Auswahl der Nachspeisen wird es schon schwieriger. Es gibt im Angebot spezielle Waffeln mit diversen Füllungen, Teigstangen mit Zucker und Zimt und verschiedenen Soßen oder auch gebackene Apfelspalten. Hier wäre es besser, das Dessert zu streichen und zum Abschluss nur Kaffee zu trinken.

! Fett-weg-Tipp Nr. 70

Beim Mexikaner bieten sich Salate, Gemüsesuppen und gegrilltes Fleisch mit Folienkartoffeln an!

Indisch

Wer gerne indisch isst, hat meist ein großes Speisenangebot zur Verfügung. Meiden Sie auch hier gebackene Speisen.

Speziell für die Vorspeisen werden Fleisch, Fisch und Gemüse sehr gerne in speziellen Backteigen zubereitet. Sonst reicht das Angebot von gegrilltem Fisch bis zu gedünstetem Gemüse. Dazu kann man Basmati-Reis essen.

Als Nachspeise wählen Sie frische Früchte statt indischer Topfenmehlspeisen (Quark-), Puddings oder gebackener Bananen.

! Fett-weg-Tipp Nr. 71

Gedünstetes Gemüse, Fisch
und Basmati-Reis können immer gewählt werden.

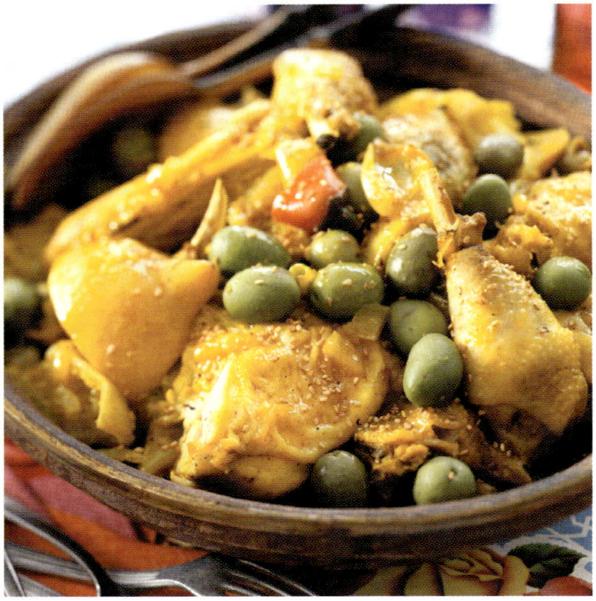

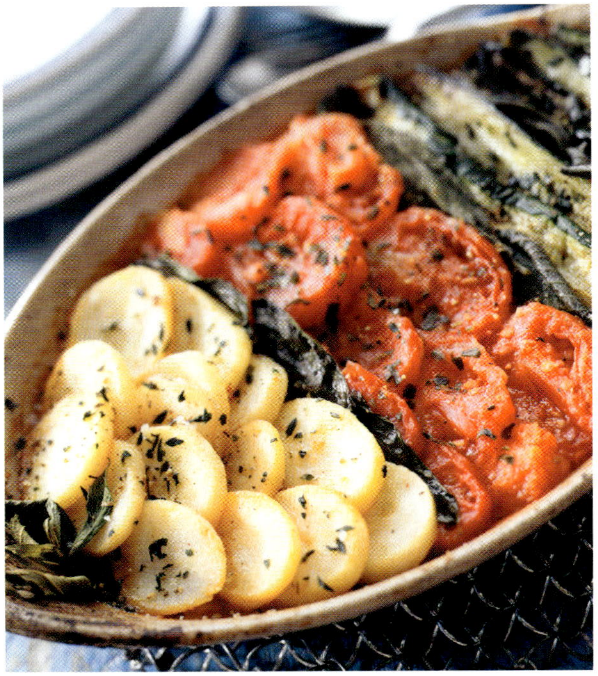

Griechisch

Die griechische Küche gilt zu Recht als fettreich. Mousaka, in Öl eingelegtes Bifteki und noch vieles mehr sind sehr kalorienreich.

Dennoch können Sie zu Fischgerichten, gegrilltem Fleisch mit Reis, Gemüsepfannen und gefüllten Weinblättern greifen. Salate bestellen Sie lieber mit separatem Dressing.

Sagen Sie auch ruhig, dass man auf die »Extraportion« Öl verzichten kann.

! Fett-weg-Tipp Nr. 72

Beim Griechen gehören Salate,
Fleischspieße, Fischplatten mit Reis zu
den Low-fat-Gerichten.

Fastfood

Das Angebot an Fastfood wird immer größer. Schnell kann man zu jeder Zeit etwas essen. Man braucht nicht lange zu warten und muss nicht sitzen bleiben. So genannte Fastfood-Outlets gibt es ja schon lange. Jeder Würstelstand gehört auch dazu.

Fastfood bedeutet schnelles Essen. Dieses muss aber nicht unbedingt auch ungesund sein. Auch hier kommt es auf die richtige Auswahl und den richtigen Umgang an.

Ganz egal um welche Art von Fastfood es sich handelt, es ist auf alle Fälle kein Snack zwischendurch, sondern eine richtige Mahlzeit. Was »Kleines« für den schnellen Hunger zwischendurch entpuppt sich schnell als Fettfalle.

Ein klassischer Hamburger hat den gleichen Energiegehalt wie eine Extrawurstsemmel (250 kcal). Eine Burenwurst hat hingegen 484 kcal und eine Leberkäse-Semmel sogar 450 kcal.

! Fett-weg-Tipp Nr. 73

Hamburger und Cheeseburger sind die fettärmsten Varianten des klassischen Fastfoods.

Angaben pro Portion	kcal	g Fett
Sandwich mit Schinken/Käse	170	7
Hamburger	264	10
Extrawurst-Semmel	265	12
Cheeseburger	309	14
Pizzaschnitte mit Salami	330	18
Schinken-Käse-Toast	518	32
Leberkäse-Semmel	450	27
Burenwurst	484	46
Hühnerschnitzel-Semmel	493	16
Hot Dog	560	32

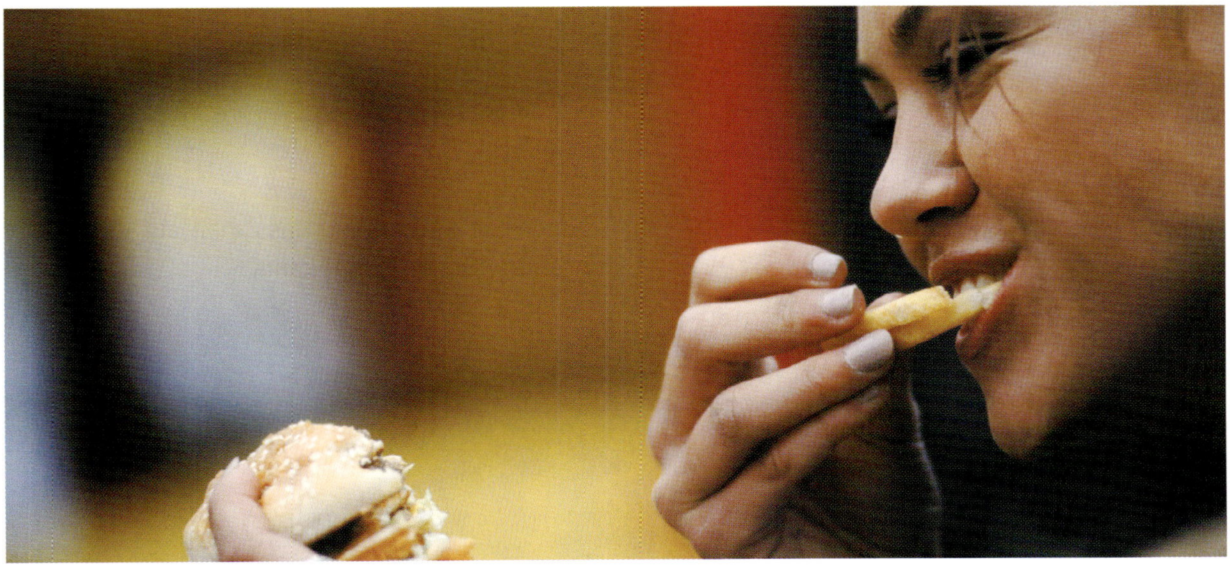

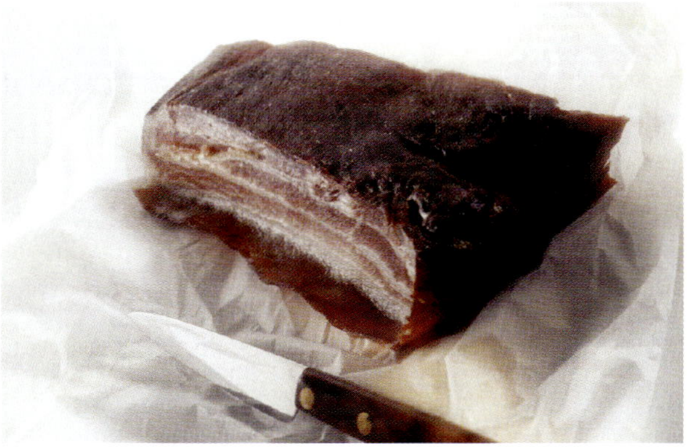

Heuriger/Buschenschank

In Österreich gibt es in allen Weinanbaugebieten so genannte »Heurigen« oder Buschenschenken. Wenn »ausg`steckt« ist, trifft man sich dort, um Wein zu verkosten und dazu klassische Heurigenschmankerln zu essen.

Traditionell reicht das Angebot von diversen Aufstrichen bis zu allzu deftigen Fleischspeisen wie gebratener Blutwurst, Speck- und Wurstknödeln und Kümmelbraten. Gemüse erhält man meist gebacken. Jeder gute Anbieter hat aber auch eine große Salatauswahl. Somit steht auch dem gemütlichen Heurigenbesuch nichts im Weg.

Wählen Sie ein großes Salatteller, meiden Sie aber Salate mit Mayonnaise- und Rahmdressing (z. B. Schwarzwurzelsalat, Gurkensalat). Essen Sie dazu Gebäck und gegebenenfalls eine Schnitte mageres Fleisch.

! Fett-weg-Tipp Nr. 74

Greifen Sie beim Heurigenbuffet zu Salat und Gebäck und trinken Sie dazu einen »Gespritzten« oder Mineralwasser!

Angaben pro Portion	kcal	g Fett
»Verhackert« (30 g)	186	24
Grammelschmalz (30 g)	270	29
Wurstknödel (175 g)	357	20
Faschiertes Laibchen (110 g)	396	29
Geselchtes (200 g)	534	33
Gemüse, gebacken (250 g)	498	27
Grammelknödel (150 g)	500	33
Blutwurstgröstl (275 g)	853	76
Schinkenfleckerln überb. (305 g)	962	51

Buffet

Beim Buffet sollten Sie ganz besonders auf Ihr Essverhalten achten. Die Gefahr eines Kontrollverlustes ist hier besonders groß. Es gibt unzählige Angebote und auch wenn man sich nur »durchkostet«, ist es fast immer schon zu viel.

Üblicherweise werden auch die Teller übervoll beladen, gerade so als könnte man vor diesen Köstlichkeiten verhungern. Entwicklungsgeschichtlich ist ein Ansturm auf das Essen völlig richtig.

War es doch wichtig, in früheren Zeiten wie auch heute noch in Ländern mit extremem Nahrungsmangel viel zu essen, wenn das Angebot da war, um dann Nahrungsmangel und Hungersnöte überstehen zu können.

Bei uns aber gibt es Gott sei Dank keine Engpässe in der Versorgung mit Nahrungsmitteln, wir brauchen uns keine wichtigen Reservedepots anessen. Im Gegenteil, alles was zu viel gegessen wird, müssen wir wieder mühsam einsparen oder abtrainieren.

Beim Frühstücksbuffet locken Ham and Eggs, Rühreier und gebratene Wurst. Sehr oft werden die flaumigen Rühreier noch mit Schlagobers (-sahne) verfeinert. Also Fett pur! Wenn schon Eier, dann lieber das klassische weiche Ei. Greifen Sie zu Schinken und anderen mageren Wurstsorten und nehmen Sie auch hier statt Streichfetten wie Butter oder Margarine lieber Topfenaufstriche (Quark-) und fettreduzierten Schmelzkäse. Jedes Frühstücksbuffet hat immer auch reichlich Obst und Gemüse. Hier können Sie nach Herzenslust zugreifen. Probieren Sie einmal ein Brot mit Cottage Cheese und legen Sie darauf eine Scheibe Honigmelone. Damit haben Sie eine Alternative zum klassischen Marmeladebrot.

! Fett-weg-Tipp Nr. 75

Üben Sie bei Buffets lieber noble Zurückhaltung und wählen Sie ganz bewusst energiearme Speisen aus!

Kaffeehaus/Konditorei

Wer kennt nicht die herrliche Theke in jedem Kaffeehaus, die die ganze Auswahl an Torten, Kuchen und Strudeln anbietet. Jedes kleine Stück hat aber schon beträchtliche Mengen an Zucker und Fett. Auch hier können Sie ganz bewusst auswählen. Biskuitrouladen und Kardinalschnitten gehören zu den energie- und fettärmsten Leckereien. Hingegen sind Torten mit Buttercremen, Nuss- und Mohnfüllungen oder Mürbteilböden ziemliche Fettfallen. Streichen Sie auf alle Fälle die Extraportion Schlagobers(-sahne). Bereits jeder Esslöffel davon hat 55 kcal und über 5 Gramm Fett. Bevor Sie auswählen, fragen Sie auch genau nach den Zutaten.

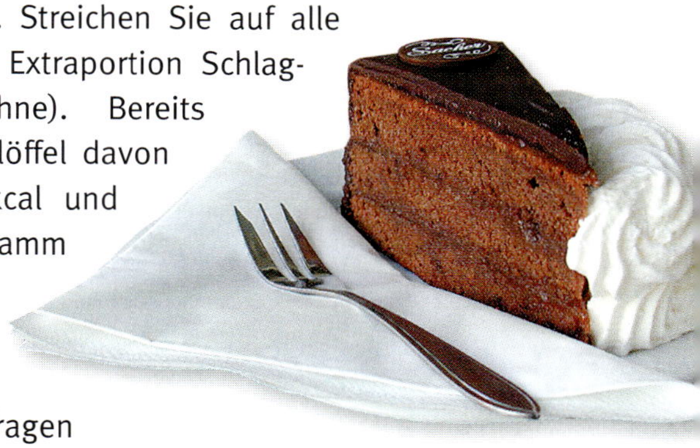

Angaben pro Portion	kcal	Fett in g	Zucker in g
Biskuitroulade mit Marmeladefüllung (40 g)	99	2	15
Faschingskrapfen mit Marmeladefüllung (55 g)	205	10	28
Kardinalschnitte (95 g)	207	3	34
Guglhupf (85 g)	242	6,3	35
Pariser Spitz (65 g)	267	14	26
Buttercremetorte (100 g)	319	19	29
Bienenstich (90 g)	347	18	37
Schaumrolle (80 g)	364	27	21
Cremeschnitte (85 g)	385	26	28
Sachertorte (140 g)	600	34	57

Oft entpuppt sich die vermeintlich günstige Topfen (Quark)- oder Jogurttorte als enorme Fettquelle, da ordentlich mit Schlagobers(-sahne) verfeinert wurde.

Sie brauchen auch nicht zu »Diabetiker-Backwaren« greifen, die sehr oft als »Diät-Torten« angeboten werden. Diese beinhalten zwar für Diabetiker günstige Zuckerarten, haben aber trotzdem nicht weniger Kalorien oder Fett. Überlegen Sie genau, ob Sie tatsächlich was Süßes zum Kaffee oder Tee brauchen. Sehr oft wird ein Milchkaffee schon ausreichen. Wenn Sie aber eine Süßigkeit auswählen, dann nehmen Sie keinen Kakao oder Kaffee mit Schlagobers (-sahne), sondern ungesüßten Tee oder Kaffee.

! Fett-weg-Tipp Nr. 76

Wenn schon Süßes zum Kaffee, dann eine Kardinalschnitte oder eine Biskuitroulade.

Eissalon

Mit Beginn der warmen Jahreszeit eröffnen jährlich die Eissalons. Verlockend ist das Angebot und Eis kann man ja auch zu fast jeder Tageszeit essen. Frucht- und Jogurteissorten haben immer einen niedrigeren Fettgehalt als Schoko-, Nuss- oder Nougateis.

Auch unter den diversen Coups kann man den Richtigen finden. Früchte mit Jogurteis oder überhaupt Frozzen-Jogurt ohne Schlagobers(-sahne) sind ein Genuss ohne Reue.

Meiden Sie Eisbecher mit Alkohol und Nüssen und den Griff zu den Waffeln. Schlagobers(-sahne) können Sie ja ohnehin immer abbestellen. Die ganz schlanke Variante sind Sorbets.

! Fett-weg-Tipp Nr. 77

Greifen Sie zu Fruchteis, Eis-Sorbet oder gefrorenem Jogurt!

Angaben pro Portion	kcal	Fett in g	Zucker in g
Softeis (75 g)	97	2	19
Fruchteis (1 Kugel = 75 g)	100	1	19
Cremeeis (1 Kugel = 75 g)	141	7	14
Heidelbeer-Frappe (250 g)	213	7	27
Eiskaffee mit Schlagobers(-sahne)	313	19	28
Gemischtes Eis (3 Kugeln)	350	9	54
Bananensplit mit Schlagobers(-sahne)	352	18	29
Birne Helene mit Schlagobers(-sahne)	418	18	48
Fruchteisbecher mit Obers (Sahne)	484	22	46

Essen unterwegs

Wer mit dem Auto unterwegs ist, wird sehr oft verleitet, beim Tankstopp auch einiges an Snacks einzukaufen. Ganz bewusst sind die Kassen so platziert, dass Sie an vielen Köstlichkeiten vorbeikommen. Wenn Sie aber genau schauen, sehen Sie auch Obstkörbe. Hier können Sie natürlich zugreifen.

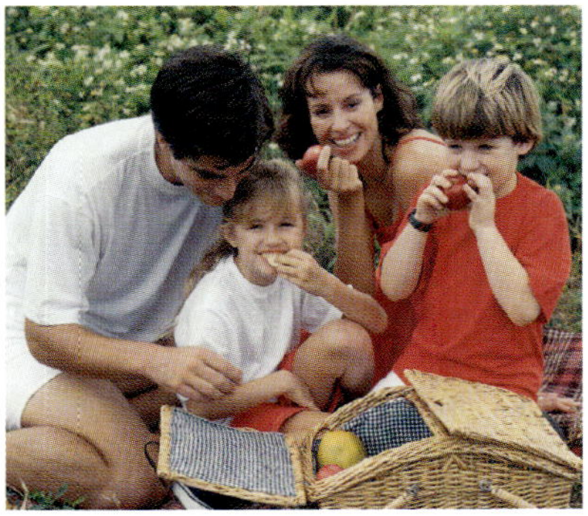

Bei längeren Fahrten empfiehlt es sich sowieso immer die Jause einzupacken. So können Sie unabhängig von diversen Raststationen jeden Parkplatz zur Pause nutzen. Bleiben Sie zum Essen kurz stehen, vertreten Sie sich die Beine und tanken Sie wieder Energie.

! Verhaltens-Tipp Nr. 48

Planen Sie Ihre Nahrungsaufnahme schon bevor Sie unterwegs sind!

Für den kleinen Hunger unterwegs ist ein Stück Obst oder ein ungefülltes Kornweckerl ideal.

! Verhaltens-Tipp Nr. 49

Obst und Vollkorngebäck
für den kleinen Hunger unterwegs!

Essen im Urlaub

Urlaub im Hotel ist immer etwas Angenehmes. Man ist unbeschwert, fern vom Alltag. Trotzdem sollte auch im Urlaub darauf geachtet werden, was man zu sich nimmt. Nach der wunderschönen Zeit ein paar Kilo mehr auf der Waage sind sehr unangenehm und auch nicht unbedingt notwendig. Das Abnehmen fällt dann umso schwerer.

Im All-Inclusiv-Urlaub ist es wie im Schlaraffenland. Fast rund um die Uhr kann aus einem großen Angebot an Speisen ausgewählt werden. Die Mahlzeiten werden fast immer in Buffetform angeboten. Da ist es verhältnismäßig einfach, die fettarmen Speisen auszusuchen und so richtig nach Herzenslust gesund zu schlemmen. Vorsichtig muss man im Umgang mit Getränken sein. Limonaden sind extrem zuckerhaltig und daher zu meiden. Mineralwasser ist bei heißen Temperaturen ohnehin besser. Nur weil alkoholische Getränke umsonst sind, sollte nicht über den Durst getrunken werden. Gegen ein Glas Wein ab und

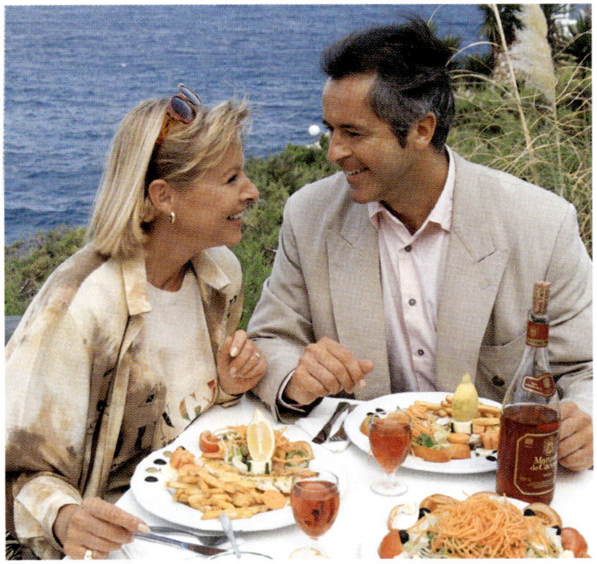

zu ist nichts einzuwenden. Süße Cocktails mit Obers (Sahne) vermischt, müssen aber unbedingt vermieden werden.

Überlegen Sie deshalb schon beim Planen Ihrer Urlaubsreise, ob Sie auch wirklich alles inkludiert haben möchten. Wählen Sie vielleicht doch lieber ein Hotel mit Halbpension. Auch hier bekommen Sie noch immer reichlich zu essen. Sie können das Mittagessen einfach ausfallen lassen oder durch eine kleine Obstmahlzeit ersetzen.

Im Urlaub hat man auch die Möglichkeit, zusätzliche Energie durch Bewegung zu verbrauchen. Nehmen Sie das umfassende Bewegungsangebot in Anspruch.

Um im Urlaub nicht übermäßig zu schlemmen und an Gewicht zuzunehmen, sollte immer eine enge Jean oder ein enger Rock dabei sein. Dieses Kleidungsstück sollte auch bei der Heimfahrt noch passen. Am Urlaubsort ist man meist zwanglos und locker gekleidet. Da fallen ein paar Kilo mehr gar nicht auf. Die Anprobe des mitgebrachten engen Kleidungsstückes ist einmal wöchentlich sehr empfehlenswert.

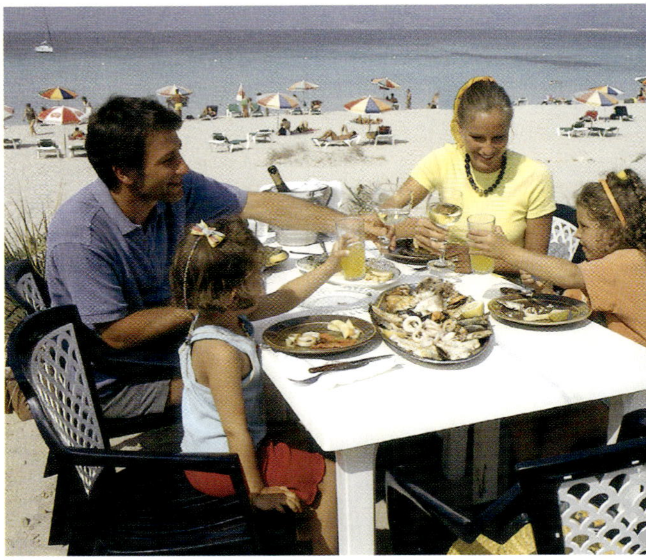

Verhaltens-Tipp Nr. 50

Genießen Sie Ihren Urlaub und auch das Essen. Bei bewusster Nahrungsmittelauswahl bleiben bestimmt keine lästigen Urlaubsmitbringsel in Form von 1 bis 2 Kilos übrig.

Schlusswort

Wie Sie sicher beim aufmerksamen Lesen des Buches bemerkt haben, steht »Fett weg« einerseits dafür, dass Körperfett verschwinden soll, aber andererseits auch dafür, dass Sie unnötige Fettmengen aus Ihrer Ernährung streichen sollten.

Weniger Fett auf dem Teller bedeutet auch weniger Fett an den Problemzonen.

Wir möchten Ihnen mit unseren 77 Fett-weg- und vielen Verhaltens-Tipps, die bereits von zahlreichen Klienten in der Gewichtsreduktion erfolgreich ausprobiert wurden, helfen, Ihr Ernährungsverhalten langfristig zu ändern.

Zusätzlich ist es uns aber auch ein großes Anliegen, dass Sie künftig mit möglichen Problemsituationen wie beispielsweise Essen aus Langeweile, Kummer oder Ärger besser umgehen können.

Die Einkaufstipps sollen Ihnen die Auswahl der Lebensmittel erleichtern. Die Zubereitung von Speisen möchten wir Ihnen mit köstlichen Rezepten und konkreten Vorschlägen, wie man auf so genannte Fettmacher leicht verzichten kann, sehr einfach machen. Auch Einladungen, Essen in Restaurants oder Kantinen und unterwegs werden künftig kein Problem mehr darstellen.

Nehmen Sie die vorliegenden Tipps als Anregung und ergänzen Sie diese durch Ihre eigenen. Unsere Anregungen sollen nur dazu dienen, Ihr persönliches Ernährungsbewusstsein zu steigern. Damit können Sie in jeder Situation so genannte Essfallen erkennen und sofort »entschärfen«. Unser Anliegen ist, dass Sie Ihr persönliches Wunschgewicht erreichen beziehungsweise halten können. Dazu wünschen wir Ihnen viel Erfolg!

Meine persönlichen Tipps, Tricks und Rezepte

Allgemeine Tipps

- ____________________
- ____________________
- ____________________
- ____________________
- ____________________
- ____________________
- ____________________
- ____________________
- ____________________
- ____________________
- ____________________
- ____________________
- ____________________
- ____________________

Problemsituationen

- ____________________
- ____________________
- ____________________
- ____________________
- ____________________
- ____________________
- ____________________
- ____________________
- ____________________
- ____________________
- ____________________
- ____________________
- ____________________
- ____________________

Meine persönlichen Tipps, Tricks und Rezepte

Allgemeine Tipps zur richtigen Auswahl von Lebensmitteln

Einkaufen

Meine persönlichen Tipps, Tricks und Rezepte

Kochen und Zubereiten

Essen und Kochen zu Hause

Meine persönlichen Tipps, Tricks und Rezepte

Essen außer Haus